U0046097

營養師特調

彩虹排毒飲食

36道淨化食譜 + 14天排毒計畫 + 7彩情緒解析
輕鬆找回身心平衡

營養師・暢銷書作家
黃苡菱
著

高寶書版集團

前言

近年來因為大環境汙染越來越嚴重，癌症時鐘也越走越快，根據 2017 年的統計每 5 分鐘就有 1 人罹癌，而憂鬱症、焦慮症等等情緒障礙與罹患自體免疫疾病的人也越來越多，許多排毒方式也紛紛出籠。1997 年開始，我在之前任職的圓山診所（目前已更名為新圓山診所）跟著崔玖教授學習生物能量醫學開始，也接觸到各式各樣的清毒、排毒方法，當然在營養諮詢上也運用食材的特性來幫助個案的排毒。坊間有許多排毒方法立意良好，但執行困難，常常遇到執行幾天就放棄的，也有看到個案參加課程期間可以好好執行，但一回到家就恢復原本的飲食與生活型態，把課程內容拋諸腦後。在經過幾次的調整，找到 14 天彩虹飲食排毒法，讓個案容易自己執行，對營養諮詢的內容遵循度也會比較好。

在任職圓山診所期間也學習了花精療法，從自己的親身體驗到之後用在營養諮詢的個案上，看到花精對情緒的療癒十分明顯，常常在診間什麼話也沒說，個案看到花精解說便哭得唏哩嘩啦的。正如花精發明人巴哈醫師所認為，我們臨床看到的症狀並非疾病真正的原因，負面的情緒和人格發展，才是疾病

的根源，而越來越多的文獻也討論情緒壓力對腸道黏膜、發炎反應、神經傳遞物質分泌的影響。

什麼是花精？北美花精協會對花精的定義：「花精並非藥物，對身體生化作用無直接影響，花精運作方式是提醒我們去看見自己的衝突和挑戰，也可以增進我們穿越成長障礙的能力。花精對人體完全無害，無論是嬰兒、動物、植物都能使用。」

崔玖教授說：「花精製劑大部分只用到花的部分，由其促使服用個體的靈性能與大自然共振，而透過共振，達到彼此溝通的目的。這一說法認為，花精能讓服用者與大自然產生共振，我以為從中國文化的角度來看，應該就是達到『天人合一』的境界了！」

在生物能量醫學中最強調的是各個經絡能量的平衡，除了討論經絡之外，印度傳統醫學對能量的探討，也就是人體七個氣輪（或稱為脈輪），也是促進身心靈健康時常用的工具。七個氣輪對應了彩虹的七個顏色。顏色的顯現是一種可見光，不同的光有不同的頻率，換言之不同顏色有不同頻率，影響身體系統的共振和能量磁場。而七個氣輪對應的顏色恰巧對應了近年防癌飲食中所建議的彩虹飲食，食物顏色的呈現主要是因為食物中的營養素，特別是蔬果中的植物營養素，像是耳熟能詳的茄紅素、葉綠素和葉黃素、β-胡蘿蔔素、花青素等等。越來越多文獻證實這些植物營養素對健康的各種功效，除了生化

代謝的排毒作用之外，別忘了也可利用顏色頻率的共振來達到
能量的平衡。

　　對於花精、氣輪與彩虹飲食不熟悉的人，可以先從第 39
頁的表格先讀起，先了解大概的輪廓，再進一步閱讀，應該可
以比較輕鬆的了解整體彩虹飲食排毒的方法。

目錄

Chapter 3

彩虹飲食排毒密碼

目錄

Chapter 1

Chapter One

身體的
解毒與排毒

你的身體有毒嗎？

　　不喝水、排尿少、排便不順、不運動、不流汗，相信大家都同意，這樣的狀態下，身體的排毒效率一定很差。談到排毒，大家都會檢視自己的腸胃功能、肝腎功能、心肺功能好不好，若每天都有均衡飲食、正常的排便、排尿、規律運動增加心肺功能，大量流汗，還需要進行額外的排毒嗎？

　　其實面對現在幾乎無處不汙染的環境，要維持身體的潔淨不是件容易的事，當然對身體有害的物質可以從尿液、糞便、呼吸、排汗等途徑排出，然而必須要注意的是，這些物質在變成容易排出的型態之前，要經過複雜的生化代謝過程，而每一步的代謝都需要足夠且正確的營養素。因為許多的毒素是脂溶性，像是許多的有機溶劑、殺菌劑、農藥，這些都不溶於水，會堆積在脂肪組織中，要把它們從脂肪組織中帶出並轉化成水溶性的無毒中間代謝產物後，才能經由血液而後從尿液與糞便或汗水中排出。因此，身體要做好解毒的工作，才能將毒素順利排出。

身體如何解毒

肝臟是人體最大的營養器官，也是最大的解毒器官，解毒的過程分成兩個階段。

第一階段解毒：利用細胞色素 P450 酵素群進行氧化、還原、水解等作用來改變毒素性質，產生溶解度增加的中間代謝物質，這時候需要維生素 B_2、B_3、B_6、B_{12}、葉酸、類黃酮、礦物質鎂、支鏈胺基酸、穀胱甘肽、SOD 酵素等等營養素，當這些營養素攝取不足時，就會影響這第一階段的解毒功效。此時所產生的中間代謝產物，是極不穩定的自由基，需要足夠的抗氧化劑將它中和，例如維生素 A、維生素 C、維生素 E、礦物質硒、銅、鋅、錳、輔酶 Q_{10}、生物類黃酮、花青素、薑黃素、吲哚、蘿蔔硫素、兒茶素等營養素就十分重要。

第二階段解毒：利用醛醣酸化作用、硫酸化、甘胺酸化、穀胱甘肽共軛反應，將第一階段產生的代謝產物與親水分子結合，讓原來脂溶性的毒素變成水溶性，從糞便、尿液中排出。此時所需要的營養素有葉酸、B_{12}、穀胱甘肽、麩醯胺酸、半胱胺酸、甲硫胺酸、甘胺酸等等。

自己的肝臟解毒能力好不好，可以透過功能醫學的驗尿來評估，或利用基因檢測，來了解是否是肝臟解毒不良的高風險群，不論如何，攝取足夠的營養素是確保肝臟解毒過程順利所必須的，想要有好的解毒功能，還是要優先檢視自己的飲食內容與營養補充。

身體的排毒

腸道排毒

「營養師，我每天排便都很順，這樣還需要排毒嗎？」我常常聽到來諮詢的人問這個問題。

毒素無所不在，可能經由吃、喝、接觸、吸入進到身體內，而排毒的第一步就是儘量避免接觸毒素，除了注意自己平常吃的、用的、所處的空間盡可能不被汙染之外，也必須保持身體的排毒器官有良好的運作，不僅是要可以快速排除毒素，也要考慮排毒器官的修復與更新。

腸胃道是接觸食物的第一線，同時也是接觸毒素的第一線，因此維持良好的消化與排泄功能與腸胃道菌叢平衡十分重要，更要特別注意腸道黏膜的完整，否則，毒素或大分子營養素來不及消化排泄就直接進到血液，不僅增加肝臟解毒負擔，也可能引發免疫與發炎反應，就像近年來受到大家關注的「腸漏症」，就是腸道黏膜受損所引發的一連串身體症狀。

健康腸黏膜的細胞是緊密連結的，就像皮膚一樣有屏障作用，可將未消化的大分子物質或毒素擋在外面，當食物被分解成小分子時才能通過細胞間隙進入血液中。但是如果飲食不潔或只吃低纖維食物、油脂攝取不平衡，會導致腸道內壞菌過多，若長期服用藥物、長期過量飲酒甚至精神壓力大，也會破壞腸黏膜完整性，改變滲透壓，進而產生縫隙，使得原本不應該進入血液和淋巴液中的食物大分子、毒素、壞菌等進到血液中，

引發一連串身體的免疫反應，最後導致腸漏症。而過敏、腸胃不適、肌肉、關節痠痛、慢性發炎甚至嚴重到出現自體免疫疾病，都與腸漏症相關。

所以功能醫學最常談到的腸道排毒四步驟，也就是四個 R 的原則，涵蓋了修復的步驟，正是改善腸漏症最有效的方法。

▎腸道排毒 4 步驟 ▎

移除 Remove：將所有可能的致病因子如藥物、壞菌、寄生蟲、過敏原等等有害物質移除或排除，避免腸道繼續發炎與破損。許多食材或花草具有殺菌力，可協助腸道移除壞菌，像是大蒜、洋蔥、紫蘇、蘿蔔、奧勒岡葉、紫錐花、橄欖葉、蜂膠等等。大量的水溶性纖維附著在腸道細胞上，可以減少腸道細胞接觸毒素的面積，非水溶性纖維則可以刺激腸壁加速蠕動，讓毒素隨著糞便排出。食物過敏會引起小腸免疫反應，誘發身體其他的發炎反應，因此要避免容易過敏或耐受不良的食物，抽血檢驗就可以驗出急、慢性過敏原，肉類、海鮮、蛋、奶、麩質、堅果、豆類都是常見的過敏原，可以利用排除飲食法來找出自己不適合的食物（參照第 42 頁 14 天彩虹飲食排毒法）。

取代 Replace：將不好的物質清除之後，再補上身體需要的物質，就消化道而言，可補充胃酸、消化酵素、麩醯胺酸、纖維等等，來幫助腸胃消化功能。胃酸和膽鹼可以將食物中的

細菌殺死，消化酵素可以將食物大分子分解成小分子，避免食物大分子磨損小腸黏膜屏障。

再種 Reinoculate：利用益生菌與益菌生的補充，重新平衡腸胃道的菌叢生態。益菌生是幫助腸道益生菌生長繁殖的物質，包含膳食纖維、寡糖以及維生素、礦物質等物質。益生菌會利用益菌生產生能量與短鏈脂肪酸，以維持腸道酸性環境，平衡菌叢生態。

修復 Repair：健康的飲食提供足夠與良好的營養素，攝取複合性醣類、優質蛋白質、平衡的油脂、足量的蔬菜、水果等等，採用低溫烹調，都是可以減少發炎反應，讓細胞、組織建造修補更新，強化消化道黏膜的飲食，另外可以補充 ω-3 脂肪酸、礦物質鋅、薑黃、麩醯胺酸，麩醯胺酸可以幫助小腸細胞修復重要胺基酸，食物來源有海鮮、乳酪、牛奶、黃豆、禽肉、畜肉、玉米，可幫助維持小腸屏障的完整。

營養師特別叮嚀：這 4R 並非絕對一個步驟接著一個步驟進行，可適時的同步進行。

呼吸道排毒

呼吸道也是人體接觸外界的第一線，每天的呼氣吸氣除了

交換氧氣與二氧化碳之外，空氣中的揮發性有機物、懸浮微粒（Suspended Particulate Matter），簡稱 PM，也會跟著呼吸進到身體。隨著空氣汙染日益嚴重，PM2.5 對健康的危害受到大家的討論與關注，PM2.5 的化學組成包含有機碳、無機碳、重金屬元素、水溶性離子及多環芳烴類，有些病菌也會附着在 PM2.5 上，四處傳播。不同大小的細懸浮微粒進到人體後，會發生的狀況有很多種。像 PM10 就是粒徑小於等於 10 微米的懸浮微粒，粒徑大於 5 微米的大顆粒或更大顆的如灰塵或花粉，可以透過肺部纖毛的運動，經由咳嗽或吐痰將其排出體外。而 PM2.5 是指粒徑小於等於 2.5 微米的懸浮微粒，則會進入支氣管，長時間曝露在汙染環境就會造成肺部堵塞導致病變，病症包括慢性阻塞性肺炎或肺癌，更小的可能會穿透肺泡進入血液循環，誘發心血管疾病。

　　避免抽菸、戴口罩、使用空氣清淨機直接避免接觸汙染源是必要的，規律運動訓練心肺功能與呼吸道黏膜的修復也是幫助呼吸道排毒的方法，除此之外，身體中和自由基和排出重金屬的能力，更是呼吸道排毒時必須要著重的。

● 清除過多自由基

　　身體為了可以順利進行代謝、轉化、防禦、傳遞等過程，會適度的產生自由基。但自由基過度生成就變成氧化壓力，對身體會有危害。人體可以自行製造數種酵素對抗自由基，利

用氧化還原作用將過氧化物轉換為毒害較低或無害的物質，像是超氧化歧化（Superoxide Dismutase，簡稱 SOD）、穀胱甘肽過氧化酶（Glutathione Peroxidase，簡稱 GSHP）和催化酶（Catalase）等等。不過這些抗氧化酵素還需要某些礦物質才能發揮作用。銅、鋅、硒、鐵即是身體抗自由基所必須的營養素。有越來越多營養素被發現有中和自由基的能力，特別是蔬菜、水果中的植物化學物質（Phytochemicals），大家耳熟能詳的茄紅素、兒茶素、花青素等等就是這種物質。

而飲食中攝取的維生素 C、維生素 E 和 β- 胡蘿蔔素，也可協助身體對抗自由基。維生素 C 可以直接與羥基自由基作用，讓自由基變得不活躍，再被代謝成草酸排出。

維生素 E 主要分佈在細胞膜表面的磷脂質、血液中的脂蛋白和腎上腺中，可以抑制身體中多元不飽和脂肪酸被氧化，可以保護各類細胞的細胞膜不受傷害，維持正常功能；保護富含脂質的組織免受自由基的侵害。

β- 胡蘿蔔素是維生素 A 的前驅物質，在身體中會自行轉換成維生素 A，而維生素 A 是維護黏膜組織完整很重要的營養素，等於是消化道、呼吸道、泌尿道第一道防禦的必須營養素。且 β- 胡蘿蔔素有很強的抗氧化能力，可以與脂質過氧化自由基結合，中斷脂質過氧化連鎖反應，也會吸收因受光照而變成的激發氧氣的過多能量，阻止氧化作用的進行。

而近年來備受矚目的金屬硫蛋白（Metallothionein），也有很強的中和自由基的能力，利用其分子含大量半胱胺酸（Cysteine）的硫醇基釋放電子來清除自由基。此外，金屬硫蛋白對重金屬有高度親和力，可將重金屬螯合（金屬離子與陰離子或分子特定的結合方式）後排出體外。

● 重金屬的排除

　　重金屬會經由呼吸、飲食或接觸等方式進到人體，與人體中的蛋白質、核酸結合，就會導致基因突變，影響細胞遺傳，導致畸胎或癌症。為了去除重金屬，有些人會使用 EDTA、DMPS、DMSA 等螯合劑進行「螯合療法」，其實身體本身也有螯合的能力，許多營養素會觸發身體金屬硫蛋白的生成，而金屬硫蛋白即是體內最好的金屬螯合劑，除了可以將對人體有害的重金屬螯合後排出體外，也可以貯存身體必須的礦物質銅、鋅。人體中的金屬硫蛋白主要在肝、腎中生成，金屬硫蛋白與重金屬結合後，會隨血液循環被送到腎臟，透過尿液排出。

　　飲食中要攝取足夠的半胱胺酸和礦物質硫，雞蛋、雞肉、魚、蔥、蒜、蘿蔔即是良好的食物來源。而葡萄、綠茶、薑黃、穿心蓮、啤酒花所含的抗氧化營養素則可以促進身體基因表現，刺激金屬硫蛋白生成。維生素 C、維生素 A、1,25（OH）2 維生素 D_3、礦物質鋅、銅、鈣、脂肪酸都是誘發金屬硫蛋白生成的營養素。

泌尿道排毒

泌尿系統包括腎臟、膀胱、輸尿管、尿道。腎臟的主要功能就是排毒，將身體代謝廢物、毒素、過多的營養素排出體外。當腎臟排毒功能剩下 10％時就必須洗腎。腎臟功能出問題，初期沒有明顯症狀，所以一旦發現排尿時尿液經常或偶爾呈現泡沫狀，就必須注意是否是腎小球功能受損，導致蛋白質經由尿液流失。高血壓會造成腎功能惡化，而腎臟病也會導致高血壓之互為因果惡性循環。另外眼周或雙腳浮腫常常是已經罹患腎臟疾病。此外，出現貧血、食慾不振、沒精神、失眠、頭暈等狀況都必須注意腎功能是否正常。

喝足夠的水、攝取適量的蛋白質與鹽分是很重要的腎臟保健方法，另外不要憋尿，憋尿對泌尿道傷害大，長時間憋尿會讓毒素一直留在體內，長期下來不僅會讓膀胱無力，尿道、膀胱、輸尿管、腎臟甚至攝護腺，都可能遭受到細菌感染而發炎，嚴重則會導致腎臟永久性的傷害。頻尿、尿急、排尿灼痛、下腹疼痛及尿道口出現分泌物等，可能就是泌尿道感染了。

要維持泌尿系統健康，一天至少應喝 6 ～ 8 杯（每杯約250CC ～ 300CC）的水。多食用富含維他命 C 的水果、蔬菜以及蔓越莓汁，如此可調節尿液的酸鹼度，避免細菌附著在泌尿道黏膜上。

▎ 皮膚排毒 ▎

皮膚是身體最大的器官，藉由表皮的脫落、毛髮生長、皮脂腺分泌與汗腺排汗來幫助身體排毒。

根據美國梅約醫學中心（Mayomedical Center）研究調查顯示，皮膚的排毒主要是能將身體中多餘的水分、鹽分、油脂、尿素、氨、乳酸等體內廢物排除，佔人體排毒的 2 ～ 3％。在醫學博士石井宏子、松原英多合著的《遠紅外線三溫暖的秘密》書中提到，出汗可排出的重金屬比尿液能排出的多出很多倍，像是鉛，透過出汗所排出的量是透過尿液的 17 倍；而鎘、鎳，透過出汗所排出的量，則是有 10 倍之多，但尿素、鈉、鉀的排出則是要靠尿液才能排出的多。所以多喝水，多排尿、多流汗是排毒不可少的。

皮膚的代謝大約每 28 天更新一次，表皮的脫落與更新循環，也可以是排毒的一部分，只要皮膚沒有傷口、發炎問題，洗澡時可以用沐浴刷或天然菜瓜布乾刷皮膚，也能促進皮膚新陳代謝。

此外，維生素 A、C、E 都是皮膚更新修復很重要的營養素，攝取足夠的蛋白質可提供皮膚膠原蛋白的生成原料，優質的脂肪可維護皮脂膜的完整，都是幫助皮膚新生健康的營養素。

▎ 淋巴排毒 ▎

淋巴系統負責協助身體的免疫工作，過濾各種有害物質。

由淋巴細胞與吞噬細胞將廢棄物分解之後，再經過胸管、下腔靜脈送到心臟，轉送肝臟、腎臟、皮膚排出體外。淋巴依附在血管周圍，淋巴本身沒有什麼動力，主要是靠著肌肉運動對淋巴管產生的壓力以及心臟律動產生的吸力流動。所以淋巴液在往上流向心臟時是在對抗地心引力，而且淋巴管內有一對半月瓣膜，會阻止淋巴液回流。因此當身體運動少時，身體的代謝功能就會下降，心臟與血液的流動也會變慢，嚴重時就造成淋巴水腫現象。運動、皮膚乾刷、按摩都可以幫助淋巴運行順暢，幫助排毒。感染、發炎、過多的脂溶性毒素則會加重淋巴系統負荷。

優質蛋白質是身體製造淋巴球、吞噬細胞等免疫細胞的重要營養素，維他命 C、E 和 β - 胡蘿蔔素則可以活化免疫細胞，有助於淋巴系統攔截毒素。

身體哪一個部分需要加強排毒，可利用下頁表格勾選症狀，勾選最多的部分表示該部位比較有問題，即可依照本書的 14 天彩虹飲食排毒步驟開始排毒。

排毒部位自我檢測表

需要加強 排毒的部位	出現症狀			
腸胃道排毒	□經常便秘　□容易脹氣　□消化不良　□容易腹瀉 □情緒問題　□胃酸過多　□排便有血　□胃食道逆流 □腸躁症　　□經常外食　□常吃燒烤　□常吃炸物 □胃痛　　　□過敏　　　□下腹痛　　□喉嚨有異物感 □蔬菜水果攝取不足　　　□糞便中出現食物殘渣 □糞便呈現黏稠黑色			
肝膽排毒	□食欲變差　□筋骨痠痛　□容易疲倦　□口臭、口苦 □經常喝酒　□尿液顏色深□血糖不穩定□過敏、蕁麻疹 □容易酒醉　□經常外食　□吃稍微油膩會肚子痛 □經常使用化妝品、香水　□工作需要接觸有機溶劑 □內臟脂肪過高　　　　　□對化學成分敏感 □容易腹部脹滿感 □經常吃微波食品或使用免洗餐具			
呼吸道排毒	□經常感冒　□過敏　　　□鼻竇炎　　□容易咳嗽 □鼻涕倒流　□容易吸二手菸（或本身有抽菸） □經常接觸烹調的油煙　　□有從事焊接或油漆工作 □經常接觸揮發性化學藥品或漂白水 □經常暴露在污染空氣中（在工業區或在都會區騎機車）			
皮膚排毒	□過敏　　　□起疹子　　□皮膚乾癢　□容易感染 □濕疹　　　□角質增生　□受傷不容易癒合或容易留疤 □出現青春痘、粉刺　　　□經常使用化妝品、香水 □頭髮、指甲容易斷裂　　□皮膚出現紅斑、黑斑			
泌尿道排毒	□貧血　　　□排尿問題　□尿中有血　□容易疲倦 □後腰兩側出現痠痛　　　□傍晚時間下肢浮腫 □排尿出現泡沫			
淋巴排毒	□體重不容易減輕　　　　□平常不容易流汗 □肥胖部位有橘皮組織　　□眼周浮腫 □身體出現氣結或腫塊			

Chapter 2

情緒也要排毒

吃得對幫助情緒排毒

你的情緒好嗎？

每天都緊張忙碌、壓力很大、火氣很容易上來嗎？

影響情緒的因素很多，外在的事件會觸發我們反應，然而決定我們反應是正向還是負向的關鍵是什麼？是個性使然還是原生家庭管教的影響？或者是因為身體不舒服無法承擔事件的發生？還是因為你吃得不對，造成腦神經傳遞物質代謝失調？

越來越多文獻指出，營養素攝取不足或是代謝異常會影響大腦功能，像是膽固醇太低罹患大腦疾病的風險會增高，也會增加憂鬱症、自殺、暴力等等的發生，所以飲食其實與情緒反應是息息相關的。

營養素也與身體荷爾蒙代謝相關，荷爾蒙會直接影響情緒，像是甲狀腺亢進的人容易有焦慮、易怒、情緒起伏大的症狀，而足夠維生素 D 可預防甲狀腺亢進的狀況。許多外在的事件會讓我們有壓力，一旦覺得有壓力，我們的腎上腺就會開始釋放壓力荷爾蒙，製造壓力荷爾蒙就需要較多的維生素 C、泛酸、維生素 E、卵磷脂、穀胱甘肽等等營養素。

幫助情緒排毒的營養素

快樂來源：優質蛋白質

蛋白質經過消化分解會變成小分子的胺基酸，像是色胺酸、苯丙胺酸、麩胺酸，這些正是形成影響情緒的神經傳遞物質與荷爾蒙的原料。

血清素是讓人放鬆快樂的神經傳遞物質，是由色胺酸經過與葉酸、鐵、菸鹼酸、氧等營養素代謝成 5- 羥基色胺酸，再與維生素 B_6 代謝成血清素。能攝取到色胺酸的食物來源有瘦肉、深海魚、蛋、南瓜子、黃豆。

多巴胺、正腎上腺素則可以讓人有精神、興奮、增加專注與警覺性。是由苯丙胺酸經過與葉酸、鐵、菸鹼酸代謝成酪胺酸。接著酪胺酸可轉換成多巴胺、腎上腺素、正腎上腺素、T_3、T_4 等等。酪胺酸再與葉酸、鐵、菸鹼酸維生素 B_6 代謝就會轉變成多巴胺，多巴胺與維生素 C、銅、氧作用形成正腎上腺素。苯丙胺酸的食物來源有奶類、小魚、貝類、黃豆。或是選擇酪胺酸含量多的食物如起司、魚、貝類、香蕉、巧克力等等。

GABA（γ-胺基丁酸）由麩胺酸經由與維生素 B_6、礦物質鋅作用形成，是人體主要有抑制與緩和神經作用的神經傳遞物質，能讓身體放鬆平靜，有助於睡眠。富含麩胺酸的食物有肉、豆、蛋、奶、葵花子、杏仁、腰果、花生、芝麻等等。

顧腦幫手：健康的油脂

大腦的組成物質中脂肪比例相當高，最重要的是 ω-3 ／ ω-6 脂肪酸攝取的比例。DHA（二十二碳六烯酸）與 EPA（二十碳五烯酸）是最常被討論的 ω-3 脂肪酸，因為 DHA 是構成神經細胞的原料，會影響神經細胞膜的功能，抑制神經發炎，也與血清素、多巴胺、正腎上腺素等神經傳遞物質有關，DHA 不足容易憂鬱，認知功能也會減退。EPA 則可減少容易造成發炎反應的花生四烯酸與前列腺素 PGE-2 合成，避免身體與大腦發炎。

太多的 ω-6 脂肪酸容易促進發炎反應，因此 ω-3 ／ ω-6 脂肪酸攝取的比例很重要，多增加 ω-3 脂肪酸攝取，食物來源有鮭魚、鮪魚、鯖魚、秋刀魚等等，植物來源有紫蘇籽油與亞麻仁油，但紫蘇籽油、亞麻仁油中的 ω-3 脂肪酸為 α-次亞麻油酸，只有 10% 左右會轉變成 DHA、EPA。而 ω-6 脂肪酸多的油脂如葵花油、葡萄籽油、沙拉油、麻油，攝取量就要少一些。

複合性醣類：避免認知衰退

　　複合性醣類是指大分子的醣類，例如需要消化的澱粉與不被消化的纖維。攝取複合性醣類可以讓血糖穩定。血糖控制不好，會導致大腦萎縮使認知功能減退。內臟脂肪高是代謝症候群的指標，也會造成胰島素抗性增加，讓身體與大腦對葡萄糖的利用變差，會導致沒有足夠的能量利用，加速腦細胞的萎縮。應避免甜食，多選高纖全穀雜糧根莖類，維持血糖穩定。也必須避免攝取過多油脂造成肥胖，肥胖也會造成胰島素抗性問題，增加失智風險。

適當的維生素與礦物質：維持正常代謝

　　參與神經傳遞物質與荷爾蒙生成代謝需要的維生素礦物質有維生素 A、C、D、E，維生素 B_6、B_{12}、泛酸、菸鹼酸、葉酸，礦物質鋅、鎂、鐵、鈣、銅、碘、硒。各維生素、礦物質的食物來源如下表：

維生素與礦物質的食物來源

營養素	參與代謝	食物來源
維生素 A	幫助形成乙醯膽鹼，調節大腦運作	魚肝油、肝臟、蛋黃、深綠色蔬菜、木瓜、南瓜
維生素 C	參與多巴胺轉變成正腎上腺素	芭樂、奇異果、柑橘類、小番茄、甜椒
維生素 D	影響腎上腺製造腎上腺素、正腎上腺素、控制膠細胞神經生長因子	鰻魚、鮭魚、蛋黃、香菇
維生素 E	中和自由基，保護腦細胞	小麥胚芽、堅果、酪梨、蛋黃
維生素 B6	參與合成多巴胺、正腎上腺、血清素、GABA	蛋、肝臟、黃豆、牛奶、魚、小麥胚芽、啤酒酵母
維生素 B12	參與多巴胺、血清素生成	肝臟、牛奶、魚、蛋
泛酸	參與腎上腺素的製造	瘦肉、牛奶、豆類、肝臟、酵母
菸鹼酸	參與多巴胺、血清素生成	豬肝、酵母、糙米、全穀類、瘦肉、蛋、牛奶
葉酸	協助合成多巴胺、正腎上腺、血清素	深綠色蔬菜、蘆筍、柑橘類、全穀類
鋅	協助製造 GABA 調節神經傳遞物質	牡蠣、牛肉、豬肉、南瓜籽、豬肝
鎂	參與褪黑激素生成、增進 GABA 活性，平衡情緒與睡眠	香蕉、牛奶、深綠色蔬菜、堅果類、全穀類等等
鐵	參與神經髓鞘、寡樹突膠細胞生成	牛肉、豬肝、核桃、深綠色蔬菜、燕麥等等
鈣	穩定神經傳遞，調節自律神經	牛奶、乳製品、深綠色蔬菜
銅	協助多巴胺轉變成正腎上腺素	堅果、海鮮、深綠色蔬菜、豌豆
碘	製造甲狀腺素所必須	海帶、海鮮
硒	製造穀胱甘肽酵素所必須，可對抗自由基	海鮮類、內臟類、洋蔥、菇類、甘藍

彩虹情緒排毒

　　除了利用飲食營養來幫助腦部神經傳遞物質代謝來平衡情緒之外，也可以利用其他像是運動、自我對話、畫畫、聽音樂、調節呼吸、冥想、正念減壓、精油按摩等等方式來調整情緒。

　　花精療法在自然醫學中是用來平衡情緒的方法之一，是由愛德華・巴哈醫師研發的一種同類療法（或是叫做順勢療法）的製劑。在他研究慢性疾病與細菌疫苗時，發現疾病與「人格類型」有相關連，而臨床症狀只是疾病的表徵，並非疾病真正的原因。失衡的情緒和負向的人格發展，才是引發疾病的根源所在。1930 年，他在大自然中尋找並發現，特定的花對於某些特定的負向情緒狀態，例如恐懼、不滿或絕望等，可以給予正面調節的能力。巴哈醫師發現將負面情緒平衡之後，可以找回身體健康，為了將花朵的療癒能力用在病人身上，巴哈醫師使用日光照射與煎煮法，用這兩種方式製作花精，再依同類療法製藥的原理將花精稀釋至一定的程度之後，作為同類療法的藥物。

　　花精發展至今，已出現許多不同的花精系統，像是台灣花精、北美花精、澳洲花精、巴西花精、法國花精、蘭花花精等等。不管使用哪一種花精，選擇適合自己的花精，才能讓花精

發揮最好的效用。

　　如何選用花精？可以利用問卷、諮商或是用儀器測試來選擇適合自己的花精，或是用直覺選取的方式。當然也可以利用印度傳統阿育吠陀醫學——身體氣輪七彩能量連結的方式來選用。花精可以平衡的不僅僅是表象的情緒，更是解決靈性深層的問題，所以一個花精可以平衡一個或多個氣輪。

什麼是氣輪？

　　氣輪又叫做脈輪，梵語叫 chakra，意思是「輪子」或是「盤子」，是印度傳統阿育吠陀醫學中，認為人體身心交會的地方有七個能量中樞，對應身體的各個系統，也分別控制著身體的七個內分泌腺體，每一個氣輪各對應一個色彩。氣輪是身體不同能量層的連結，讓身體能量能夠互通，因此人體身心能量得以環環相扣，情緒、思想與身體器官功能也就息息相關。一個人的身心健康狀態會反應七個氣輪是否平衡，而疾病最初形成時就會導致氣輪的能量可能過多或不足。人體的氣輪如果能夠達到和諧，能量就會在身體自由順暢地流動與運轉，使人體得到平和、幸福與健康的感受。

　　不同氣輪對應不同顏色，顏色的顯現是一種「看得見」的光，七個氣輪對應了彩虹的七個顏色。不同的顏色就像是不同的光有不同的頻率，可以療癒身體不同的部位。各種顏色讓我們有不同的感官知覺，也影響身體系統的共振和能量磁場。

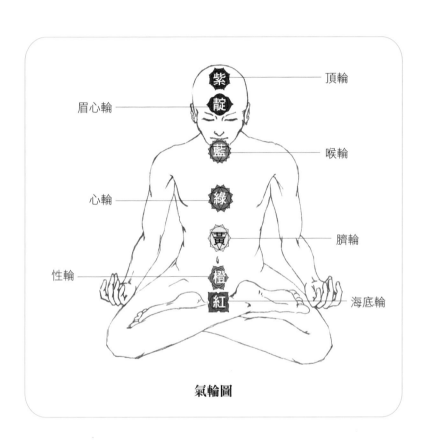

氣輪圖

頂輪

眉心輪

喉輪

心輪

臍輪

性輪

海底輪

紫靛

藍

綠

黃

橙

紅

身體紅色能量中心—海底輪

紅色對應的氣輪為海底輪（Root），能量中心位置在會陰，掌管著身體腿部、骨頭、大腸等部位，影響的內分泌腺體為腎上腺，能量失調時對生理功能的影響有肥胖、排便問題、坐骨神經痛、腎上腺疲勞等等。

紅色能量的特質是生存與紮根，追求基本生活保障，負面情緒對應為恐懼。當紅色能量不足時會出現容易慌張、恍神、注意力不集中、易怒、容易受到驚嚇、逃避責任等等問題。紅色能量過高時則會出現執著、放不下、無法變通、不想改變、容易衝動、貪心、控制欲強等等情況。

身體橙色能量中心—性輪

橙色對應的氣輪為性輪（Svadhisthana），能量中心位置位於肚臍正下方，掌管著子宮、生殖器、腎臟、膀胱、下背部等部位，影響的內分泌腺體為性腺（卵巢、睪丸），能量失調時對生理功能的影響有性方面問題、婦科問題、泌尿系統問題等等。

橙色能量的特質是追求欲望、發展創造力與天真，負面情緒對應為不聖潔的罪惡。當橙色能量不足時會出現缺乏創造力、不敢盡興玩樂、不敢爭取內心想要的、疏離等等問題。橙色能量過強時則會出現戲劇化、情緒化、過度依賴別人而患得患失等等的狀況。

身體黃色能量中心—臍輪

　　黃色對應的氣輪為臍輪（Manipura），也稱為太陽神經叢，能量中心位於胸骨下方至肚臍上方之間，掌管著身體消化系統、肝臟、膽囊、肌肉等部位，影響的內分泌腺體為胰臟與腎上腺，能量失調時對生理功能的影響有血糖問題、消化不良、胃潰瘍、飲食不正常、體重變化問題等等。

　　黃色能量的特質是自我意志、自我認知與自尊，負面情緒對應為自我懷疑與低自尊。當黃色能量不足時會出現過度在意別人的看法、不懂拒絕別人、無法展現個人特色、過度揮霍或是賺不到錢、否定自己等等會產生負面情緒的問題。黃色能量過高時則會出現易怒、過度積極、剛愎固執等等問題。

身體綠色能量中心—心輪

　　綠色對應的氣輪為心輪（Heart），能量中心位置在胸腔正中央，掌管著身體的心、肺、血液循環、手等部位，影響的內分泌腺體為胸腺，能量失調時對生理功能的影響有高血壓、心臟病、血液循環、呼吸道問題等等。

　　綠色能量的特質是同情與愛，對應的負面情緒為貪婪。當綠色能量不足時會出現缺乏愛與被愛的能力、缺乏同情心、不相信別人、難親近、暴飲暴食等等問題。綠色能量過高時則會出現有條件的愛、控制欲、喜歡操控別人等等。

身體藍色能量中心—喉輪

　　藍色對應的氣輪為喉輪（Throat），能量中心位置在喉嚨，掌管著身體耳、鼻、口、脖子、肩膀、手等部位，影響的內分泌腺體為甲狀腺與副甲狀腺，能量失調時對生理功能的影響有甲狀腺、副甲狀腺疾病、感冒、鼻子過敏、聽力問題等等。

　　藍色能量的特質是追求真相與真實的表達，負面情緒對應為溝通不良。當藍色能量不足時會出現無法表達或溝通、拖延、自欺欺人等問題。藍色能量過高時則會出現亂說話、打斷別人說話、自以為是、聽不進別人的意見等等。

身體靛色能量中心—眉心輪

　　靛色對應的氣輪為眉心輪（Third Eye），又稱為第三隻眼，能量中心位於雙眉中間上方，掌管著眼睛、顱底等部位，影響的內分泌腺體為松果體，能量失調時對生理功能的影響有視力問題、睡眠障礙、頭痛、偏頭痛等等。

　　靛色能量的特質是直覺與了解，對應的負面情緒是幻覺。當靛色能量不足時會出現無法記住或吸收新知、記憶力變差等等問題。靛色能量過高時則會出現多夢、胡思亂想等等狀況。

身體紫色能量中心—頂輪

　　紫色對應的氣輪為頂輪（Crown），能量中心位於頭頂，掌管著身體中樞神經、大腦皮質等部位，影響的內分泌腺體為

腦下垂體，能量失調時對生理功能的影響有憂鬱、疏離、體力衰退、容易疲倦等等。

紫色能量的特質是靈性覺醒，負面情緒對應為依附。當紫色能量不足時會出現害怕死亡、失去生活目標與正向力量、缺乏靈性等等問題。紫色能量過高時則會出現魂不守舍、恍神、莫名優越感等等情緒。

（情緒排毒建議使用的花精請參照附錄。）

找到自己需要的彩虹密碼

　　身體的氣輪能量是相互牽動的，而且是一種動態的變化，在找到自己需要的彩虹密碼後，除了可多選用所需要的氣輪顏色的食物、花精之外，還是可以搭配著選用其他氣輪需要的顏色的食物與花精。

　　下一頁將進入自我檢測，找到自己需要的彩虹排毒密碼。看看自己的身體哪個部位需要排毒，了解自己所需要補充的營養素，並對應前面所介紹的氣輪，根據自己的狀況選擇之後第三章所介紹的各色料理，進而開始進行 14 日彩虹飲食排毒法。

紅色對應 身體症狀	腸躁（漏）症、便秘、腹瀉或便秘腹瀉交替、肛門口感覺異常、便意感頻繁、腳部麻木、下肢感覺異常、下肢水腫、跟腱炎、足底筋膜炎、扁平足、坐骨神經痛、容易感染、帶狀疱疹、單純性疱疹、蕁麻疹、汗疱疹、異位性皮膚炎、乾癬、肥胖、常常大吃大喝、體重過重、體重過輕、暴食症、暴飲暴食、夜食症
對應部位	腿部、骨頭、大腸
對應氣輪	海底輪
對應情緒	恐懼、慌張、恍神、注意力不集中、易怒、容易受到驚嚇、逃避責任、執著、放不下、無法變通、不想改變、容易衝動、貪心、控制欲強等等
建議 選用花精	櫻桃李、鐵線蓮、荊豆、松木、甜栗
排毒 營養素	辣椒素、茄紅素、甜菜紅素、鞣花酸、礦物質鐵、礦物質銅
建議 選用食物	辣椒、紅甜椒、番茄、紅西瓜、櫻桃、李子、甜菜根、火龍果、紅石榴、草莓、覆盆莓、蔓越莓、枸杞、紅肉、紅莧菜、紅鳳菜、蝦、蟹、貝類、動物內臟、花生、橄欖
本書 參考食譜	紅椒沙拉、紅龍果沙拉、莓果優酪、甜菜根果昔、西班牙冷湯、羅宋湯

橙色對應 身體症狀	早洩症、勃起障礙、性冷感、日間尿意頻繁、夜間多尿、排尿不順、尿失禁、排尿後反滴、膀胱神經敏感、尿床症、小便解不乾淨、血尿／泡沫、月經血量過多、子宮內膜異位、經前症候群、產後憂鬱症、陰道搔癢、經痛、月經不規則、不孕症、多囊性卵巢、熱潮紅、水分滯留導致體重變重（女性）、攝護腺炎、攝護腺肥大、攝護腺癌
對應部位	子宮、生殖器、腎臟、膀胱、下背
對應氣輪	性輪
對應情緒	缺乏創造力、不敢盡興玩樂、不敢爭取內心想要的、疏離感、戲劇化、情緒化、過度依賴別人而患得患失
建議 選用花精	酸蘋果、榆樹、溝酸漿、橡木、岩水、馬鞭草、野玫瑰
排毒 營養素	β - 胡蘿蔔素、β - 隱黃質
建議 選用食物	地瓜、木瓜、芒果、南瓜、枸杞、胡蘿蔔、柑橘、柿子、蛋黃
本書 參考食譜	紅地瓜沙拉、葡萄柚藜麥沙拉、胡蘿蔔豆奶昔、木瓜柳橙果昔、南瓜濃湯、枸杞雞湯

黃色對應 身體症狀	嘔吐、噁心、腹脹、脹氣、打嗝、胃部灼熱、胃痙攣、胃食道逆流、消化不良、低血糖、糖尿病、膽結石、脂肪肝、頻頻放屁、食欲不振、壓力性潰瘍、肌肉抽搐、肌肉緊繃痠痛、筋膜炎、腰痠背痛
對應部位	太陽神經叢、消化系統、肝臟、膽囊、肌肉
對應氣輪	臍輪
對應情緒	在意別人的看法、不懂拒絕別人、無法展現個人特色、過度揮霍或是賺不到錢、否定自己、易怒、過度積極、剛愎固執
建議 選用花精	白楊樹、鵝耳櫪、鳳仙花、落葉松、硬花草、伯利恆之星
排毒 營養素	葉黃素、玉米黃、卵磷脂、類黃酮、薑黃素
建議 選用食物	玉米、枸杞、蛋黃、黃豆、芹菜、洋蔥、藍莓、紅茶、綠茶、烏龍茶、香蕉、柑橘類、黃豆、山藥、蜂膠、花粉、黑巧克力、咖哩、薑、芥末
本書 參考食譜	鮭魚玉米沙拉、蘋果薑沙拉、香蕉巧克力奶昔、卵磷脂柳橙果昔、洋蔥湯、玉米筍小米粥

綠色對應 身體症狀	咳嗽、有痰、氣喘、哮喘聲音、胸痛、呼吸不順、不自主深吸氣、呼吸急促、心悸、心跳加速、心跳不規則、心律不整、脈搏弱、胸悶、胸痛（休息時、活動時發生局部痛或放射性痛）、容易喘、血壓偏高、血壓偏低、心跳聲強勁、姿勢性低血壓、夜間睡眠中盜汗、床上平躺會喘、床上坐起來就喘、手腳冰冷、血壓起伏不定、有內或外痔、靜脈曲張
對應部位	心、肺、氣管、血管
對應氣輪	心輪
對應情緒	缺乏愛與被愛的能力、缺乏同情心、不相信別人、難親近、飲食失調、有條件的愛、控制欲、喜歡操控別人
建議 選用花精	矢車菊、菊苣、石楠、冬青、忍冬、紅栗、岩玫瑰
排毒 營養素	葉綠素、兒茶素
建議 選用食物	深綠色蔬菜、藻類、茶葉、可可、巧克力、黑莓等等
本書 參考食譜	胡麻綠花椰沙拉、黃瓜海鮮沙拉、深綠拿鐵、抹茶果昔、碧玉羹、莧菜小魚湯

藍色對應身體症狀	耳鳴、耳朵內阻塞感、耳朵潮紅、耳朵灼熱感、中耳炎、耳道分泌物排出、聽力衰退、味覺苦澀、易長舌苔、口腔乾渴、常覺得口渴、睡覺時磨牙、嚐不出味道、經常出現口內炎嘴破、口水變少、咽鼻喉、咽喉異物感、喉嚨痛、反覆出現扁桃腺炎、喉嚨很乾、聞不到氣味、打鼾、不斷吞口水、梅尼爾氏症、過敏性鼻炎、鼻竇炎、鼻子過敏、常打噴嚏、痰很多、鼻涕、鼻水、鼻血、鼻塞、甲狀腺疾病、副甲狀腺疾病、手指發麻、手抖、上肢麻木
對應部位	喉嚨、耳、鼻、口、脖子、肩膀、手
對應氣輪	喉輪
對應情緒	無法表達、溝通不良、拖延、自欺欺人、亂說話、打斷別人、自以為是、別人意見聽不進去
建議選用花精	龍芽草、芥末、野燕麥、楊柳
排毒營養素	藻藍素、蝦青素
建議選用食物	藍藻、紅藻、隱藻、海帶、蝦、蟹、鮭魚
本書參考食譜	柚香紅藻沙拉、藍藻沙拉、蝶豆花咖啡、綠藻果昔、海帶芽味噌湯、紅毛苔豆皮湯

靛/紫色對應身體症狀	靛色：失眠、入睡困難、半夜易醒來、眼睛乾澀、眼睛疲勞、視力模糊、眼睛癢、不斷流淚水、眼睛分泌物多、眼睛痛、紅、受傷	紫色：頭暈、眩暈、頭重、頭痛、偏頭痛、頭皮發麻、容易暈車、作息日夜顛倒、說話困難或吞嚥困難、不自覺抖動、沒有力氣、莫名疼痛、麻木、異常感覺、動作不協調、體力衰退、疲倦
對應部位	眼睛、眉心	頭部、神經系統
對應氣輪	眉心輪	頂輪
對應情緒	無法記住或吸收新知、記憶力差、多夢、胡思亂想、幻聽、幻覺	憂鬱、疏離、害怕死亡、失去生活目標、失去正向力量、缺乏靈性、魂不守舍、恍神、莫名優越感
建議選用花精	山毛櫸、白花丹、栗苞、龍膽草、橄欖、葡萄藤、胡桃、美洲赫頓草、白栗	
排毒營養素	花青素、綠原酸、白藜蘆醇	
建議選用食物	葡萄、紫甘藍、櫻桃、紅莓、草莓、桑葚、山楂、紫米、咖啡、藍莓、西洋梨、茄子、牛蒡	
本書參考食譜	藍莓優格沙拉、紫高麗沙拉、葡萄蘋果果昔、洛神鳳梨果昔、紫米蓮藕湯、茄子湯	

14天彩虹飲食排毒法

植化素排毒

　　彩虹飲食為何可以排毒？就是靠各類食物所含的營養素來幫助器官代謝，特別是蔬果中的植物營養素，又被叫做植化素。植化素就是植物為了保護自己而演化出來的物質，例如番茄中的茄紅素；菠菜中的葉綠素和葉黃素；胡蘿蔔中的 β - 胡蘿蔔素和葡萄中的花青素。這種天然色素能幫助植物繁衍後代、抵抗病蟲害、且具有抗氧化能力抵擋豔陽、增進免疫功能等等。

　　許多排除飲食或排毒的方式需要執行 21 天至 30 天，但就一般人而言，嚴格執行 30 天不是件容易的事，也常常因不容易執行，而宣告失敗放棄。過於嚴格限制飲食的排毒方式，往往會因為食物攝取種類與分量減少，無法有食物多樣性的攝取，因此出現營養不均衡的風險，排毒時間越長，營養不均衡

或營養不良的風險就越高。

　　14天彩虹飲食排毒法並非減敏的排除飲食，而是利用漸進式的方式，藉由排除一項一項容易造成汙染、產生毒素或有可能導致過敏與食物耐受不良的食物，達到減少發炎、淨化身體的目的。對有些已經產生免疫反應的過敏問題，想要排除可能的致敏原因，只暫停食用某些食物幾天的時間，不一定能達成排除過敏的效果。但透過14天彩虹飲食排毒法，可以減少因飲食吃進去的毒素，配合大量的各色蔬果，增加身體所需的排毒與抗氧化營養素攝取，並在復食的時候觀察自己的身心變化，找出可能會造成自己身體不適的食物。若有慢性疾病或嚴重過敏者，請透過營養師諮詢與建議來進行排毒。

　　現在即將進入排毒程序，在開始前請先記錄自己的症狀。請先圈選以下表格中自己的症狀或在空白處寫下自己的症狀。

頭部、神經

頭痛、頭暈、眩暈,頭部外傷、暈倒、姿勢變化時會頭暈、作息日夜顛倒、說話困難或吞嚥困難、發抖、無力、疼痛、麻木、異常感覺、動作協調異常、無法控制大小便

失眠症狀(請勾選):□入睡困難　□半夜醒來(次數:＿＿＿,＿＿＿點醒來)□早醒　□半夜醒來小便

呼吸道

鼻子過敏、經常打噴嚏、痰很多、喉嚨有異物感,喉嚨會覺得癢癢的、鼻涕、鼻水、鼻血,鼻塞,鼻兩旁痛,鼻上方痛、嘴破

眼部

眼睛癢、視力異常、紅或疼痛、受傷、一個東西看成兩個、東西部分看不到、黑眼圈、視力模糊(遠視、近視不算)

耳朵

中耳炎、聽力異常、耳痛、耳鳴、眩暈、耳道分泌物排出

皮膚

乾燥、流汗、溫度或顏色改變、起疹子、長青春痘、有傷口、癢、腫塊、毛髮狀況異常(如經常掉髮)、指甲異常

心血管

胸悶、心律不整、胸痛(休息時、活動時發生局部痛或放射性痛)、活動時會喘、躺著呼吸不舒服需坐起來、睡覺時會因為呼吸不舒服而醒過來、心悸、心臟急速跳動、小腿後部痛、靜脈曲張、平常有高血壓

肺

咳嗽(急性、慢性)、有痰(稠、有顏色)、氣喘、哮喘聲音、胸痛、呼吸會喘

關節、肌肉

關節疼痛、腫、僵直、關節活動困難(頸部,軀幹,手,腳)、肌肉痠痛、肌肉無力感

體重

常常大吃大喝、體重過重、體重過輕、暴食症、暴飲暴食、夜食症、水分滯留導致體重增加（女性）

精神情緒

常常感到疲勞無力、精神亢奮、感覺生活無趣平淡、無情緒起伏
失去記憶、恐慌、幻覺、焦慮、害怕、憂鬱、沒有吃飯身體會不舒服或情緒波動、生活中壓力大、記憶力很差、注意力不集中、猶豫不決

消化道

排便（每 ＿＿＿＿天排便一次；形狀 ＿＿＿＿ ；顏色 ＿＿＿＿＿）腹瀉、便秘、脹氣、打嗝、容易排氣、放臭屁、食欲不佳、胃酸逆流、腹痛、在糞便中發現未消化的食物

賀爾蒙（女）

月經來會經痛、有經前症候群的症狀（像是經期來前水腫、情緒起伏大、面皰、嗜吃甜食等等）、經期不規律、 汗、心悸、熱潮紅

賀爾蒙（男）

男性功能障礙是否有攝護腺方面問題：攝護腺炎或攝護腺肥大或攝護腺癌，其他：＿＿＿＿＿＿＿＿

泌尿

小便痛、頻尿、尿急、失禁、小便多、夜間起床小便、尿少、尿蓄流、小便不暢、尿裡有結石，背或腰側痛、身體水腫

血液

淋巴腺腫大或痛（頸部、腋下、鼠蹊部）、不正常出血、異常瘀血、貧血

其他

手腳冰冷、口痛、舌頭痛，牙齦出血、口舌唇有傷口、喉嚨痛、聲音沙啞，吞嚥困難

開始進入排毒囉！

　　排毒期間請遵照以下指示，以達到最好效果。

❶ 14 天彩虹飲食排毒法不是嚴格規定的試驗，請放鬆心情執行，並依個人狀況隨時調整，建議事先規劃飲食內容，若不小心吃到忌食食物，就回到該忌食的那一天重新開始進行，例如已經進行到第 5 天，已不吃肉類食物（牛、羊、豬、雞、鴨、鵝及水產類）、蛋及乳製品、含麩質食物（小麥、大麥、裸麥、燕麥、玉米、五穀米）、堅果類、豆類及豆製品等食物，但第 6 天卻不小心吃到含麩質的食物，則計畫將回到第 3 天開始，繼續進行。

❷ 請每天觀察、記錄自己的身心變化，若有不適可隨時中斷。

❸ 每天喝足夠乾淨的水，喝水量為每公斤體重 35 ～ 40cc。

❹ 每天運動，若原本沒有運動習慣的人，建議每晚飯後原地踏步 30 分鐘。

❺ 排毒期間建議選用良好品質的營養品，適當補充維生素、礦物質、益生菌、消化酵素、魚油等等。

❻ 復食的時候，若出現身體不適的現象，可跳過該類食物不吃，繼續嘗試下一種類食物復食，例如第 10 天復食豆類食物，出現脹氣、腹痛、頭痛、情緒低落、關節腫脹或其他不適症

狀時，後續的計畫先避免豆類食物的攝取，其他復食的食物可依計畫持續進行。

⑦ 復食某類食物的時候，若出現身體不適的現象，可能對該類食物有耐受不良或過敏問題，可進一步與營養師諮詢。

⑧ 肉類、海鮮、蛋、奶、麩質、堅果、豆類是常見致敏或是容易耐受不良的食物，卻也是能夠提供較多蛋白質的食物，因此在 14 天彩虹飲食排毒法中排除這些食物時，會建議使用蛋白粉來做為部分蛋白質來源。蛋白粉可依個人喜好選擇比較不會致敏或耐受不良的米蛋白、豌豆蛋白、乳清蛋白、大豆胜肽蛋白。

⑨ 在排毒期間避免吃精緻糖類，包括任何有加砂糖、高果糖漿、果糖、玉米糖漿的食物（糕餅類、飲料類、零食），減少血糖波動與排擠其他複合性醣類食物的攝取。

⑩ 暫停食用含酒精的飲料或食物，酒與醋本身是組織胺含量較高的食物，在排毒期間先暫停食用。喝酒也會讓消化道黏膜細胞紅腫、糜爛、發炎，抑制組織胺代謝，建議暫停食用。

⑪ 暫停食用任何含咖啡因的飲料或食物（咖啡、茶、巧克力、可可、可樂、馬黛茶、提神飲料），這類食物或飲料會抑制身體組織胺代謝，使身體組織胺上升，讓過敏症狀更明顯。

⑫ 避免任何的食品添加劑（所有加工食品、包裝食品）。

⑬ 14 天彩虹飲食排毒法可每季執行一次，不同季節有不同蔬果，多樣性攝取可以得到蔬果植化素最多的好處。

DAY 1

可食	忌食
1. 蛋及乳製品（鮮奶、無糖優酪乳）。 2. 五穀根莖類。 3. 豆類及豆製品（無糖豆漿、豆腐、紅豆、綠豆、豌豆）。 4. 堅果類。 5. 蔬菜類。 6. 水果類。 ◆ **食量可與平常一樣。** 排毒配方開始 每天有一餐選擇任一方式： 1. 可選用沙拉、果昔或湯，若食譜中出現忌食食材，直接不加即可，或以可食的食材代替。 2. 使用可信賴的營養均衡代餐產品取代一餐。	1. 精緻糖類：任何有加砂糖、高果糖漿、果糖、玉米糖漿的食物（糕餅類、飲料類、零食）。 2. 任何含酒精的飲料或食物。 3. 任何含咖啡因的飲料或食物（咖啡、茶、巧克力、可可、可樂、提神飲料）。 4. 避免任何的食品添加劑（所有加工食品、包裝食品）。 5. **肉類食物（牛、羊、豬、雞、鴨、鵝、魚類、水產類）。**

| 紀錄項目 |

今天體重：　　　　　公斤

今天喝水：　　　　　cc

今天排便：　　　　次

排便狀況：□正常　　□腹瀉　　□便秘　　□其他

今天排尿：　　　　次

排尿狀況：□正常　　□顏色深　□顏色淺　□其他

飢餓感	心情			今天（或運動後）的感覺		
□不餓	□開心	□生氣	□普通	□輕鬆不累	□累	□很累
□餓　時間：＿＿	□難過	□焦慮	□憂鬱	□微喘	□很喘	□非常喘

可食	忌食
1. 五穀根莖類。 2. 豆類及豆製品（無糖豆漿、豆腐、紅豆、綠豆、豌豆）。 3. 堅果類。 4. 蔬菜類。 5. 水果類。 ◆ **食量可與平常一樣。** 排毒配方開始 每天有一餐選擇任一方式： 1. 可選用沙拉、果昔或湯，若食譜中出現忌食食材，直接不加即可，或以可食的食材代替。 2. 使用可信賴的營養均衡代餐產品取代一餐。	1. 精緻糖類：任何有加砂糖、高果糖漿、果糖、玉米糖漿的食物（糕餅類、飲料類）。 2. 含酒精的飲料或食物。 3. 含咖啡因的飲料或食物（咖啡、茶、巧克力、可可、可樂、提神飲料）。 4. 避免任何的食品添加劑（所有加工食品、包裝食品）。 5. **肉類食物（牛、羊、豬、雞、鴨、鵝及水產類）。** 6. **蛋及乳製品。**

注意事項

蛋白中的類卵黏蛋白、卵白蛋白、卵運鐵蛋白及溶菌酶是主要過敏原，除了含蛋料理之外，一些蛋糕、餅乾、布丁、沙拉醬都有蛋的成分。而牛奶中的酪蛋白（casein）、α 乳蛋白素及 β 乳球蛋白抗體容易引起過敏，乳製品包含乳酪、冰淇淋、優酪乳、優格，其他糕餅類也經常添加牛奶，也應避免。

| 紀錄項目 |

今天體重：　　　　　公斤

今天喝水：　　　　　cc

今天排便：　　　　　次

排便狀況：□正常　　□腹瀉　　□便秘　　□其他

今天排尿：　　　　　次

排尿狀況：□正常　　□顏色深　□顏色淺　□其他

飢餓感	心情			今天（或運動後）的感覺		
□不餓	□開心	□生氣	□普通	□輕鬆不累	□累	□很累
□餓　時間：＿＿＿	□難過	□焦慮	□憂鬱	□微喘	□很喘	□非常喘

DAY 3

可食	忌食
1. 只吃白米飯、小米、藜麥、地瓜、山藥、蓮藕、南瓜、豆薯。 2. 豆類及豆製品（無糖豆漿、豆腐、紅豆、綠豆、豌豆）。 3. 堅果類。 4. 蔬菜類。 5. 水果類。 ◆ **食量可與平常一樣。**	1. 精緻糖類：任何有加砂糖、高果糖漿、果糖、玉米糖漿的食物（糕餅類、飲料類）。 2. 含酒精的飲料或食物。 3. 含咖啡因的飲料或食物（咖啡、茶、巧克力、可可、可樂、提神飲料）。 4. 避免任何的食品添加劑（所有加工食品、包裝食品）。 5. **肉類食物（牛、羊、豬、雞、鴨、鵝及水產類）。** 6. **蛋及乳製品。** 7. **含麩質食物（小麥、大麥、裸麥、燕麥、玉米、五穀米）。**
排毒配方開始 每天有一餐選擇任一方式： 1. 可選用沙拉、果昔或湯，若食譜中出現忌食食材，直接不加即可，或以可食的食材代替。 2. 使用可信賴的營養均衡代餐產品取代一餐。	

注意事項

雖然過去流行病學上的統計，亞洲人對麩質幾乎都不會過敏發作，但有越來越多文獻討論，麩質過敏明顯發作的人如同冰山露出水面的部分，佔了很少的比例。對麩質過敏的人吃到麩質食物會引起身體的免疫反應，產生免疫抗體攻擊自己的腸壁，損壞小腸絨毛，輕微時可能出現如腹痛、脹氣和腹瀉、嘔吐、便秘症狀，嚴重時會造成乳糜瀉。有些人並沒有消化道症狀，但因營養吸收差而引發疲倦、貧血、口腔潰瘍等問題，也有人出現的症狀是情緒變成易怒、憂鬱、記憶力衰退與注意力不集中。

麩質存在於小麥、大麥、黑麥，以及用這些麥類製成的所有食品。應避免所有麵粉及麵粉製品像是麵條、包子、饅頭、水餃、餡餅、披薩、麵包、玉米餅、餅乾、蛋糕、鬆餅、蘇打餅乾、啤酒、燕麥片、麵筋、麵腸等等。避免加工食品，許多加工食品在製造過程中會加入麵粉或玉米粉調整質地，也容易不小心就吃到麩質。

| 紀錄項目 |

今天體重：　　　　　公斤

今天喝水：　　　　　cc

今天排便：　　　　　次

排便狀況：□正常　　□腹瀉　　□便秘　　□其他

今天排尿：　　　　　次

排尿狀況：□正常　　□顏色深　□顏色淺　□其他

飢餓感	心情			今天（或運動後）的感覺		
□不餓	□開心	□生氣	□普通	□輕鬆不累	□累	□很累
□餓　時間：＿＿＿	□難過	□焦慮	□憂鬱	□微喘	□很喘	□非常喘

DAY 4

可食	忌食
1. 只吃白米飯、小米、藜麥、地瓜、山藥、蓮藕、南瓜、豆薯。 2. 豆類及豆製品（無糖豆漿、豆腐、紅豆、綠豆、豌豆）。 3. 油脂可用冷壓橄欖油、苦茶油、南瓜籽油、紫蘇籽油、亞麻仁油。 4. 水果類。 ◆ **食量可與平常一樣。**	1. 精緻糖類：任何有加砂糖、高果糖漿、果糖、玉米糖漿的食物（糕餅類、飲料類）。 2. 含酒精的飲料或食物。 3. 含咖啡因的飲料或食物（咖啡、茶、巧克力、可可、可樂、提神飲料）。 4. 避免任何的食品添加劑（所有加工食品、包裝食品）。 5. **肉類食物（牛、羊、豬、雞、鴨、鵝及水產類）。** 6. **蛋及乳製品。** 7. **含麩質食物（小麥、大麥、裸麥、燕麥、玉米、五穀米）** 8. **堅果類。**
排毒配方開始 每天有兩餐選擇任一方式： 1. 可選用沙拉、果昔或湯，若食譜中出現忌食食材，直接不加即可，或以可食的食材代替。 2. 使用可信賴的營養均衡代餐產品取代兩餐。	

注意事項

堅果是良好的植物性油脂來源，但也是容易引起消化不良、過敏的食物，許多種子堅果類含有植酸、胰蛋白酶抑制劑、凝集素，就是造成吃下去會感到不舒服的原因。另外堅果的保存也必須注意，潮濕高溫的環境會讓堅果產生黃麴毒素，黃麴毒素在肝臟經生物轉化成環氧化物，環氧化物會與 DNA 結合，是具基因毒性的致癌物質。

| 紀錄項目 |

今天體重：　　　　　公斤

今天喝水：　　　　　cc

今天排便：　　　　次

排便狀況：□正常　　□腹瀉　　□便秘　　□其他

今天排尿：　　　　次

排尿狀況：□正常　　□顏色深　□顏色淺　□其他

飢餓感	心情			今天（或運動後）的感覺		
□不餓	□開心	□生氣	□普通	□輕鬆不累	□累	□很累
□餓　時間：＿＿	□難過	□焦慮	□憂鬱	□微喘	□很喘	□非常喘

DAY 5

可食	忌食
1. 只吃白米飯、小米、藜麥、地瓜、山藥、蓮藕、南瓜、豆薯。 2. 蛋白質來源米蛋白、豌豆蛋白、乳清蛋白、大豆胜肽蛋白。 3. 油脂可用冷壓橄欖油、苦茶油、南瓜籽油、紫蘇籽油、亞麻仁油。 ◆ **食量可與平常一樣。** 排毒配方開始 每天有兩餐選擇任一方式： 1. 可選用沙拉、果昔或湯，若食譜中出現忌食食材，直接不加即可，或以可食的食材代替。 2. 使用可信賴的營養均衡代餐產品取代兩餐。	1. 精緻糖類：任何有加砂糖、高果糖漿、果糖、玉米糖漿的食物（糕餅類、飲料類）。 2. 含酒精的飲料或食物。 3. 含咖啡因的飲料或食物（咖啡、茶、巧克力、可可、可樂、提神飲料）。 4. 避免任何的食品添加劑（所有加工食品、包裝食品）。 5. **肉類食物（牛、羊、豬、雞、鴨、鵝及水產類）。** 6. **蛋及乳製品。** 7. **含麩質食物（小麥、大麥、裸麥、燕麥、玉米、五穀米）。** 8. **堅果類。** 9. **豆類及豆製品。**

注意事項

沒煮熟的豆類中含有皂苷會刺激胃腸道，造成嘔吐、腹痛、腹瀉等胃腸炎症狀。另外沒煮熟的豆類，不管是豆莢類的甜豆、四季豆、扁豆、長豆或是黃豆、綠豆、豌豆，都含有不等量的凝集素，會造成紅血球破裂，導致溶血性貧血。其他黃豆製品，多數都已煮熟或是會再次烹調，必須注意的是存放時可能添加的殺菌劑或防腐劑，長期食用添加過量防腐劑的食品，會對肝、腎功能造成影響。黃豆製品除了豆腐、豆漿、豆干、豆包之外，納豆、味噌、醬油也是用黃豆做的喔。

| 紀錄項目 |

今天體重：　　　　　公斤

今天喝水：　　　　　cc

今天排便：　　　　　次

排便狀況：□正常　　□腹瀉　　□便秘　　□其他

今天排尿：　　　　　次

排尿狀況：□正常　　□顏色深　□顏色淺　□其他

飢餓感	心情			今天（或運動後）的感覺		
□不餓	□開心	□生氣	□普通	□輕鬆不累	□累	□很累
□餓　時間：＿＿＿	□難過	□焦慮	□憂鬱	□微喘	□很喘	□非常喘

DAY 6

可食	忌食
1. 只吃白米飯、小米、藜麥、地瓜、山藥、蓮藕、南瓜、豆薯。 2. 蛋白質來源米蛋白、豌豆蛋白、乳清蛋白、大豆胜肽蛋白。 3. 油脂可用冷壓橄欖油、苦茶油、南瓜籽油、紫蘇籽油、亞麻仁油。 ◆ **食量可與平常一樣。** ◆ **蔬菜、水果盡量選擇有機食材。**	1. 精緻糖類：任何有加砂糖、高果糖漿、果糖、玉米糖漿的食物（糕餅類、飲料類）。 2. 含酒精的飲料或食物。 3. 含咖啡因的飲料或食物（咖啡、茶、巧克力、可可、可樂、提神飲料）。 4. 避免任何的食品添加劑（所有加工食品、包裝食品）。 5. **肉類食物（牛、羊、豬、雞、鴨、鵝及水產類）。** 6. **蛋及乳製品。** 7. **含麩質食物（小麥、大麥、裸麥、燕麥、玉米、五穀米）。** 8. **堅果類。** 9. **豆類及豆製品。**
排毒配方開始 每天有兩餐選擇任一方式： 1. 可選用沙拉、果昔或湯，若食譜中出現忌食食材，直接不加即可，或以可食的食材代替。 2. 使用可信賴的營養均衡代餐產品取代兩餐。	

沒煮熟的豆類中含有皂苷會刺激胃腸道，造成嘔吐、腹痛、腹瀉等胃腸炎症狀。另外沒煮熟的豆類，不管是豆莢類的甜豆、四季豆、扁豆、長豆或是黃豆、綠豆、豌豆，都含有不等量的凝集素，會造成紅血球破裂，導致溶血性貧血。其他黃豆製品，多數都已煮熟或是會再次烹調，必須注意的是存放時可能添加的殺菌劑或防腐劑，長期食用添加過量防腐劑的食品，會對肝、腎功能造成影響。黃豆製品除了豆腐、豆漿、豆干、豆包之外，納豆、味噌、醬油也是用黃豆做的喔。

| 紀錄項目 |

今天體重：　　　　　公斤

今天喝水：　　　　　cc

今天排便：　　　　次

排便狀況：□正常　　□腹瀉　　□便秘　　□其他

今天排尿：　　　　次

排尿狀況：□正常　　□顏色深　□顏色淺　□其他

飢餓感	心情			今天（或運動後）的感覺		
□不餓	□開心	□生氣	□普通	□輕鬆不累	□累	□很累
□餓　時間：＿＿	□難過	□焦慮	□憂鬱	□微喘	□很喘	□非常喘

可食	忌食
1. 只吃白米飯、小米、藜麥、地瓜、山藥、蓮藕、南瓜、豆薯。 2. 蛋白質來源米蛋白、豌豆蛋白、乳清蛋白、大豆胜肽蛋白。 3. 油脂可用冷壓橄欖油、苦茶油、南瓜籽油、紫蘇籽油、亞麻仁油。 4. 蔬菜可吃A菜、龍鬚菜、地瓜葉、空心菜、青江菜、油菜、芥菜、芥蘭、韭菜、高麗菜、白菜、萵苣、芹菜、玉米筍、胡蘿蔔、蘿蔔、竹筍、茭白筍、牛蒡、花椰菜、絲瓜、小黃瓜、苦瓜、胡瓜、扁蒲、冬瓜、海帶、紫菜。 5. 水果可吃西瓜、香瓜、百香果、火龍果、蘋果、梨、蓮霧、芭樂、紅柿、葡萄。 ◆ 食量與平常相同即可。 ◆ 蔬菜、水果盡量選擇有機食材。 排毒配方開始 每天有三餐選擇任一方式： 1. 可選用沙拉、果昔或湯，若食譜中出現忌食食材，直接不加即可，或以可食的食材代替。 2. 使用可信賴的營養均衡代餐產品取代三餐。	1. 精緻糖類：任何有加砂糖、高果糖漿、果糖、玉米糖漿的食物（糕餅類、飲料類）。 2. 含酒精的飲料或食物。 3. 含咖啡因的飲料或食物（咖啡、茶、巧克力、可可、可樂、提神飲料）。 4. 避免任何的食品添加劑（所有加工食品、包裝食品）。 5. **肉類食物（牛、羊、豬、雞、鴨、鵝及水產類）。** 6. **蛋及乳製品。** 7. **含麩質食物（小麥、大麥、裸麥、燕麥、玉米、五穀米）。** 8. **堅果類。** 9. **豆類及豆製品。** ＊避免：菠菜、番茄、茄子、青椒、甜椒等蔬菜。 ＊避免：番茄、草莓、覆盆莓、木瓜、橘子、柳橙、檸檬、梅子、李子、奇異果、鳳梨、芒果、水蜜桃、酪梨等水果。

注意事項
• 蔬菜避免：菠菜、番茄、茄子、青椒、甜椒等蔬菜。
• 水果避免：番茄、草莓、覆盆莓、木瓜、橘子、柳橙、檸檬、梅子、李子、奇異果、鳳梨、芒果、水蜜桃、酪梨等水果。

| 紀錄項目 |

今天體重：　　　　　公斤

今天喝水：　　　　　cc

今天排便：　　　　　次

排便狀況：□正常　□腹瀉　　□便秘　　　□其他

今天排尿：　　　　　次

排尿狀況：□正常　　□顏色深　□顏色淺　　□其他

飢餓感	心情			今天（或運動後）的感覺		
□不餓	□開心	□生氣	□普通	□輕鬆不累	□累	□很累
□餓　時間：＿＿＿	□難過	□焦慮	□憂鬱	□微喘	□很喘	□非常喘

可食	忌食
1. 只吃白米飯、小米、藜麥、地瓜、山藥、蓮藕、南瓜、豆薯。 2. 蛋白質來源米蛋白、豌豆蛋白、乳清蛋白、大豆胜肽蛋白。 3. 油脂可用冷壓橄欖油、苦茶油、南瓜籽油、紫蘇籽油、亞麻仁油。 4. 蔬菜可吃 A 菜、龍鬚菜、地瓜葉、空心菜、青江菜、油菜、芥菜、芥蘭、韭菜、高麗菜、白菜、萵苣、芹菜、玉米筍、胡蘿蔔、蘿蔔、竹筍、茭白筍、牛蒡、花椰菜、絲瓜、小黃瓜、苦瓜、胡瓜、扁蒲、冬瓜、海帶、紫菜。 5. 水果可吃西瓜、香瓜、百香果、火龍果、蘋果、梨、蓮霧、芭樂、紅柿、葡萄。 ◆ 食量與平常相同即可。 ◆ 蔬菜、水果盡量選擇有機食材。 排毒配方開始 每天有三餐選擇任一方式： 1. 可選用沙拉、果昔或湯，若食譜中出現忌食食材，直接不加即可，或以可食的食材代替。 2. 使用可信賴的營養均衡代餐產品取代三餐。	1. 精緻糖類：任何有加砂糖、高果糖漿、果糖、玉米糖漿的食物（糕餅類、飲料類）。 2. 含酒精的飲料或食物。 3. 含咖啡因的飲料或食物（咖啡、茶、巧克力、可可、可樂、提神飲料）。 4. 避免任何的食品添加劑（所有加工食品、包裝食品）。 5. 肉類食物（牛、羊、豬、雞、鴨、鵝及水產類）。 6. 蛋及乳製品。 7. 含麩質食物（小麥、大麥、裸麥、燕麥、玉米、五穀米）。 8. 堅果類。 9. 豆類及豆製品。 ＊避免：菠菜、番茄、茄子、青椒、甜椒等蔬菜。 ＊避免：番茄、草莓、覆盆莓、木瓜、橘子、柳橙、檸檬、梅子、李子、奇異果、鳳梨、芒果、水蜜桃、酪梨等水果。

注意事項

- 蔬菜避免：菠菜、番茄、茄子、青椒、甜椒等蔬菜。
- 水果避免：番茄、草莓、覆盆莓、木瓜、橘子、柳橙、檸檬、梅子、李子、奇異果、鳳梨、芒果、水蜜桃、酪梨等水果。

| 紀錄項目 |

今天體重：　　　　　公斤

今天喝水：　　　　　cc

今天排便：　　　　　次

排便狀況：□正常　□腹瀉　　□便秘　　□其他

今天排尿：　　　　　次

排尿狀況：□正常　　□顏色深　□顏色淺　□其他

飢餓感	心情			今天（或運動後）的感覺		
□不餓	□開心	□生氣	□普通	□輕鬆不累	□累	□很累
□餓　時間：＿＿	□難過	□焦慮	□憂鬱	□微喘	□很喘	□非常喘

DAY 9

可食	忌食
1. 只吃白米飯、小米、藜麥、地瓜、山藥、蓮藕、南瓜、豆薯。 2. 蛋白質來源米蛋白、豌豆蛋白、乳清蛋白、大豆胜肽蛋白。 3. 油脂可用冷壓橄欖油、苦茶油、南瓜籽油、紫蘇籽油、亞麻仁油。 ◆ **食量可與平常一樣。** ◆ **蔬菜、水果盡量選擇有機食材。**	1. 精緻糖類：任何有加砂糖、高果糖漿、果糖、玉米糖漿的食物（糕餅類、飲料類）。 2. 含酒精的飲料或食物。 3. 含咖啡因的飲料或食物（咖啡、茶、巧克力、可可、可樂、提神飲料）。 4. 避免任何的食品添加劑（所有加工食品、包裝食品）。 5. 肉類食物（牛、羊、豬、雞、鴨、鵝及水產類）。 6. 蛋及乳製品。 7. 含麩質食物（小麥、大麥、裸麥、燕麥、玉米、五穀米）。 8. 堅果類。 9. 豆類及豆製品。
排毒配方開始 每天有兩餐選擇任一方式： 1. 可選用沙拉、果昔或湯，若食譜中出現忌食食材，直接不加即可，或以可食的食材代替。 2. 使用可信賴的營養均衡代餐產品取代兩餐。	

- 所有蔬菜、水果皆可吃。

| 紀錄項目 |

今天體重：　　　　　　　公斤

今天喝水：　　　　　　cc

今天排便：　　　　次

排便狀況：□正常　□腹瀉　　□便秘　　□其他

今天排尿：　　　　次

排尿狀況：□正常　□顏色深　□顏色淺　□其他

飢餓感	心情			今天（或運動後）的感覺		
□不餓	□開心	□生氣	□普通	□輕鬆不累	□累	□很累
□餓　時間：_____	□難過	□焦慮	□憂鬱	□微喘	□很喘	□非常喘

DAY 10

可食	忌食
1. 復食豆類及豆製品（無糖豆漿、豆腐、紅豆、綠豆、豌豆）。 2. 只吃白米飯、小米、藜麥、地瓜、山藥、蓮藕、南瓜、豆薯。 3. 油脂可用冷壓橄欖油、苦茶油、南瓜籽油、紫蘇籽油、亞麻仁油。 4. 蔬菜類、水果類。 ◆ **食量可與平常一樣。**	1. 精緻糖類：任何有加砂糖、高果糖漿、果糖、玉米糖漿的食物（糕餅類、飲料類）。 2. 含酒精的飲料或食物。 3. 含咖啡因的飲料或食物（咖啡、茶、巧克力、可可、可樂、提神飲料）。 4. 避免任何的食品添加劑（所有加工食品、包裝食品）。 5. 肉類食物（牛、羊、豬、雞、鴨、鵝及水產類）。 6. 蛋及乳製品。 7. 含麩質食物（小麥、大麥、裸麥、燕麥、玉米、五穀米）。 8. 堅果類。
排毒配方開始 每天有兩餐選擇任一方式： 1. 可選用沙拉、果昔或湯，若食譜中出現忌食食材，直接不加即可，或以可食的食材代替。 2. 使用可信賴的營養均衡代餐產品取代兩餐。	

注意事項

將豆類澈底煮熟後再吃，黃豆可浸泡、催芽後再烹煮，製作成豆製品。大多數皂苷、植酸在水煮或浸泡、催芽、發酵過程中減少，凝集素也會在加熱後被破壞。確保自己攝取的豆類有充分加熱，所以購買市售豆製品時，可再次加熱煮沸。豆製品應有豆香味，若帶有刺鼻藥水味，要避免食用。另外選購時要注意色澤，顏色太白或太黃不自然都必須小心，可選擇信用良好的廠商、非基因改造包裝冷藏的豆製品。豆瓣醬、豆腐乳、臭豆腐等，若發酵過程不當，可能遭黃麴毒素汙染，也建議避免攝取。

| 紀錄項目 |

今天體重：　　　　　　公斤

今天喝水：　　　　　cc

今天排便：　　　　次

排便狀況：□正常　　□腹瀉　　□便秘　　　□其他

今天排尿：　　　　次

排尿狀況：□正常　　□顏色深　□顏色淺　　□其他

＊觀察復食豆類及豆製品之後，身體是否出現不適。

飢餓感	心情			今天（或運動後）的感覺		
□不餓	□開心	□生氣	□普通	□輕鬆不累	□累	□很累
□餓　時間：＿＿＿	□難過	□焦慮	□憂鬱	□微喘	□很喘	□非常喘

DAY 11

可食	忌食
1. 復食堅果類。 2. 只吃白米飯、小米、藜麥、地瓜、山藥、蓮藕、南瓜、豆薯。 3. 豆類及豆製品（無糖豆漿、豆腐、紅豆、綠豆、豌豆）。 4. 蔬菜類。 5. 水果類。 ◆ **食量可與平常一樣。**	1. 精緻糖類：任何有加砂糖、高果糖漿、果糖、玉米糖漿的食物（糕餅類、飲料類）。 2. 含酒精的飲料或食物。 3. 含咖啡因的飲料或食物（咖啡、茶、巧克力、可可、可樂、提神飲料）。 4. 避免任何的食品添加劑（所有加工食品、包裝食品）。 5. 肉類食物（牛、羊、豬、雞、鴨、鵝及水產類）。 6. 蛋及乳製品。 7. 含麩質食物（小麥、大麥、裸麥、燕麥、玉米、五穀米）。
排毒配方開始 每天有兩餐選擇任一方式： 1. 可選用沙拉、果昔或湯，若食譜中出現忌食食材，直接不加即可，或以可食的食材代替。 2. 使用可信賴的營養均衡代餐產品取代兩餐。	

注意事項

應選擇新鮮真空包裝的未調味堅果，若有油耗味要捨棄，開封過的堅果最好冷藏，避免天氣溼熱遭受黃麴毒素汙染。花生是常見的有黃麴毒素食物，以花生粉被汙染程度最嚴重依次是花生醬、帶殼花生、粒狀花生。即使是低劑量黃麴毒素長期食用也易導致慢性肝炎、肝硬化最後導致肝癌，建議盡量少吃。

| 紀錄項目 |

今天體重：　　　　　公斤

今天喝水：　　　　　cc

今天排便：　　　　　次

排便狀況：□正常　□腹瀉　　□便秘　　□其他

今天排尿：　　　　　次

排尿狀況：□正常　□顏色深　□顏色淺　□其他

＊觀察復食堅果類之後，身體是否出現不適。

飢餓感	心情			今天（或運動後）的感覺		
□不餓	□開心	□生氣	□普通	□輕鬆不累	□累	□很累
□餓　時間：＿＿＿	□難過	□焦慮	□憂鬱	□微喘	□很喘	□非常喘

DAY 12

可食	忌食
1. 復食含麩質食物（小麥、大麥、裸麥、燕麥、玉米、五穀米），根莖類澱粉。 2. 豆類及豆製品（無糖豆漿、豆腐、紅豆、綠豆、豌豆）。 3. 蔬菜類。 4. 水果類。 5. 堅果類。 ◆ **食量可與平常一樣。**	1. 精緻糖類：任何有加砂糖、高果糖漿、果糖、玉米糖漿的食物（糕餅類、飲料類）。 2. 含酒精的飲料或食物。 3. 含咖啡因的飲料或食物（咖啡、茶、巧克力、可可、可樂、提神飲料）。 4. 避免任何的食品添加劑（所有加工食品、包裝食品）。 5. 肉類食物（牛、羊、豬、雞、鴨、鵝及水產類）。 6. 蛋及乳製品。
排毒配方開始 每天有兩餐選擇任一方式： 1. 可選用沙拉、果昔或湯，若食譜中出現忌食食材，直接不加即可，或以可食的食材代替。 2. 使用可信賴的營養均衡代餐產品取代一餐。	

| 紀錄項目 |

今天體重：　　　　　公斤

今天喝水：　　　　　cc

今天排便：　　　　　次

排便狀況：□正常　□腹瀉　　□便秘　　□其他

今天排尿：　　　　　次

排尿狀況：□正常　□顏色深　□顏色淺　□其他

＊觀察復食含麩質食物之後，身體是否出現不適。

飢餓感	心情			今天（或運動後）的感覺		
□不餓	□開心	□生氣	□普通	□輕鬆不累	□累	□很累
□餓　時間：＿＿＿	□難過	□焦慮	□憂鬱	□微喘	□很喘	□非常喘

DAY 13

可食	忌食
1. 復食蛋及乳製品。 2. 全穀雜糧類、根莖類澱粉。 3. 豆類及豆製品（無糖豆漿、豆腐、紅豆、綠豆、豌豆）。 4. 蔬菜類。 5. 水果類。 6. 堅果類。 ◆ **食量可與平常一樣。**	1. 精緻糖類：任何有加砂糖、高果糖漿、果糖、玉米糖漿的食物（糕餅類、飲料類）。 2. 含酒精的飲料或食物。 3. 含咖啡因的飲料或食物（咖啡、茶、巧克力、可可、可樂、提神飲料）。 4. 避免任何的食品添加劑（所有加工食品、包裝食品）。 5. 肉類食物（牛、羊、豬、雞、鴨、鵝及水產類）。
排毒配方開始 每天有兩餐選擇任一方式： 1. 可選用沙拉、果昔或湯，若食譜中出現忌食食材，直接不加即可，或以可食的食材代替。 2. 使用可信賴的營養均衡代餐產品取代一餐。	

| 紀錄項目 |

今天體重：　　　　　　公斤

今天喝水：　　　　　cc

今天排便：　　　　　次

排便狀況：□正常　　□腹瀉　　　□便秘　　　□其他

今天排尿：　　　　　次

排尿狀況：□正常　　□顏色深　□顏色淺　　□其他

＊觀察復食含奶、蛋類食物之後，身體是否出現不適。

飢餓感	心情			今天（或運動後）的感覺		
□不餓	□開心	□生氣	□普通	□輕鬆不累	□累	□很累
□餓　時間：＿＿	□難過	□焦慮	□憂鬱	□微喘	□很喘	□非常喘

DAY 14

可食	忌食
1. **復食肉類食物（牛、羊、豬、雞、鴨、鵝及水產類）。** 2. 全穀雜糧類、根莖類澱粉。 3. 豆類及豆製品（無糖豆漿、豆腐、紅豆、綠豆、豌豆）。 4. 蛋及乳製品。 5. 蔬菜類。 6. 水果類。 7. 堅果類。 ◆ **食量可與平常一樣。**	1. 精緻糖類：任何有加砂糖、高果糖漿、果糖、玉米糖漿的食物（糕餅類、飲料類）。 2. 含酒精的飲料或食物。 3. 含咖啡因的飲料或食物（咖啡、茶、巧克力、可可、可樂、提神飲料）。 4. 避免任何的食品添加劑（所有加工食品、包裝食品）。
排毒配方開始 每天有一餐選擇任一方式： 1. 可選用沙拉、果昔或湯。 2. 使用可信賴的營養均衡代餐產品取代一餐。	

| 紀錄項目 |

今天體重：　　　　　公斤

今天喝水：　　　　　cc

今天排便：　　　　次

排便狀況：□正常　□腹瀉　　□便秘　　□其他

今天排尿：　　　　次

排尿狀況：□正常　□顏色深　□顏色淺　□其他

＊觀察復食肉類食物（牛、羊、豬、雞、鴨、鵝及水產類）食物之
　後，身體是否出現不適。

飢餓感	心情			今天（或運動後）的感覺		
□不餓	□開心	□生氣	□普通	□輕鬆不累	□累	□很累
□餓　時間：＿＿＿	□難過	□焦慮	□憂鬱	□微喘	□很喘	□非常喘

14 天排毒完成後，可再圈選以下症狀，前後比對，即可了解透過飲食，能改善自己不同部位的健康狀況，心理也可以獲得改善。

頭部、神經

頭痛、頭暈、眩暈，頭部外傷、暈倒、姿勢變化時會頭暈、作息日夜顛倒、說話困難或吞嚥困難、發抖、無力、疼痛、麻木、異常感覺、動作協調異常、無法控制大小便

失眠症狀（請勾選）：□入睡困難　□半夜醒來（次數：＿＿＿，＿＿＿點醒來）□早醒　□半夜醒來小便

呼吸道

鼻子過敏、經常打噴嚏、痰很多、喉嚨有異物感，喉嚨會覺得癢癢的、鼻涕、鼻水、鼻血、鼻塞、鼻兩旁痛，鼻上方痛、嘴破

眼部

眼睛癢、視力異常、眼睛紅腫疼痛、受傷、一個東西看成兩個、東西部分看不到、黑眼圈、視力模糊（遠視、近視不算）

耳朵

中耳炎、聽力異常、耳痛、耳鳴、眩暈、耳道分泌物排出

皮膚

乾燥、流汗、溫度或顏色改變、起疹子、長青春痘、傷口、癢、腫塊、毛髮頭皮異常、指甲異常、皮膚癢、經常掉髮

心血管

胸悶、心律不整、胸痛（休息時、活動時發生局部痛或放射性痛）、活動時會喘、躺著呼吸不舒服需坐起來、睡覺中會因為呼吸不舒服而醒過來、心悸、心臟急速跳動、小腿後部痛、靜脈曲張、平常有高血壓

肺

咳嗽（急性、慢性）、有痰（稠、顏色）、氣喘、哮喘聲音、胸痛、呼吸會喘

關節、肌肉

關節疼痛、腫、僵直，關節活動困難（頸部，軀幹，手，腳）、肌肉痠痛、肌肉無力感

體重

常常大吃大喝、體重過重、體重過輕、暴食症、暴飲暴食、夜食症、水分滯留導致體重變重（女性）

精神情緒

常常感到疲勞無力、精神亢奮、感覺生活無趣平淡、無情緒起伏、失去記憶、恐慌、幻覺、焦慮、害怕、憂鬱、沒有吃飯身體會不舒服或情緒波動、生活中壓力大、記憶力很差、注意力不集中、猶豫不決

消化道

排便（每 ＿＿＿＿＿＿＿ 天排便一次；形狀 ＿＿＿＿＿＿＿＿ ；顏色 ＿＿＿＿＿＿＿＿ ）腹瀉、便秘、脹氣、打嗝、容易排氣、放臭屁、食欲不佳、胃酸逆流、腹痛、在糞便中發現未消化的食物

賀爾蒙（女）

月經來會經痛、有經前症候群的症狀（像是經期來前水腫、情緒起伏大、面皰、嗜吃甜食等等）、經期不規律、汗、心悸、熱潮紅

賀爾蒙（男）

男性功能障礙是否有攝護腺方面問題：攝護腺炎或攝護腺肥大或攝護腺癌，其他：＿＿＿＿＿＿＿＿＿＿

泌尿

小便痛、頻尿、尿急、失禁、小便多、夜間起床小便、尿少、尿蓄流、小便不暢、尿裡有石頭、背或腰側痛、身體水腫

血液

淋巴腺腫大或痛（頸部，腋下，鼠蹊部）、不正常出血、異常瘀血、貧血

其他

手腳冰冷、口痛、舌頭痛、牙齦出血、口舌唇有傷口、喉嚨痛、聲音沙啞、吞嚥困難

Chapter 3

彩虹飲食
排毒密碼

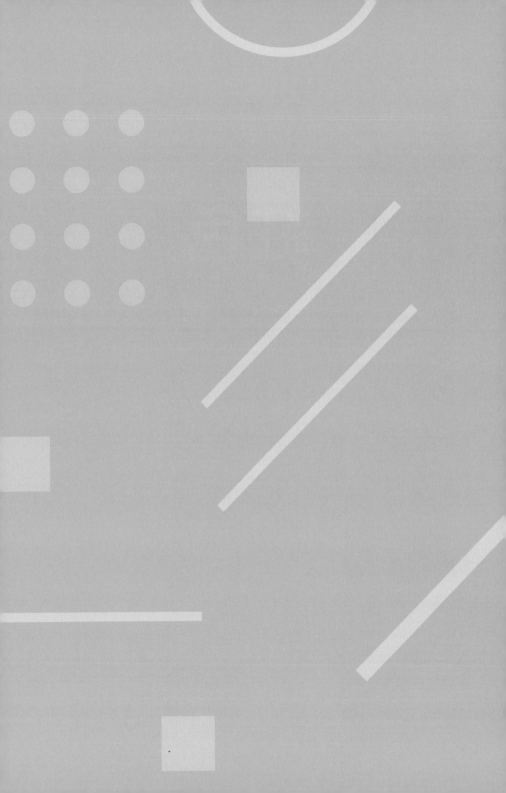

紅色

料　　理

對應部位：腿部、骨頭、大腸。

對應情緒：恐懼、慌張、恍神、注意力不集中、易怒、容易受到驚嚇、逃避責任、執著、放不下、無法變通、不想改變、容易衝動、貪心、控制欲強。

紅 色 排 毒 密 碼

紅色排毒營養素

常見的紅色食物營養素有辣椒素、茄紅素、甜菜紅素、鞣花酸、礦物質鐵、銅。

辣椒素

可促進血液循環，能減少傳達痛感的神經傳遞物質，減弱人對疼痛的感覺，有抑制腫瘤生長、降低心血管疾病罹患率等功用。當然辣椒素也被用來燃燒脂肪，增加食欲。另一種辣椒紅素是類胡蘿蔔素的一種，有很好的抗氧化能力，食物來源有辣椒、紅甜椒。

茄紅素

是類胡蘿蔔素家族的成員之一，抗氧化力是 β- 胡蘿蔔素 2 倍，維生素 E 的 10 倍，有助於肝臟解毒、幫助荷爾蒙代謝。攝取茄紅素可改善心血管疾病相關的因子，如低密度脂蛋白膽固醇、介白素 -6、血管擴張及收縮壓。茄紅素也可降低攝護腺癌、胃癌罹患率，並可改善男性不孕症。食物來源有番茄、紅西瓜、櫻桃、李子、紅甜椒。

甜菜紅素

可以抗氧化、抗發炎、抗腫瘤細胞生長，也能避免低密度脂蛋白膽固醇過氧化、避免細胞受到氧化壓力作用。食物來源有紅甜菜根、紅龍果。

鞣花酸

有中和自由基能力，可保護 DNA 免於受損，能將化學物質解毒，有抑制癌症的功效。食物來源有紅石榴、草莓、覆盆莓、蔓越莓、枸杞等等。

礦物質鐵

是身體構成血紅素的主要元素，協助身體運送氧氣，鐵也參與身體酵素的形成，亦是維護皮膚、指甲、頭髮健康的重要營養素。食物來源有紅肉、紅莧菜、紅鳳菜。

礦物質銅

參與身體多種酵素的作用，並維持結締組織、骨骼、軟骨、皮膚的生成，可對抗慢性發炎，提高免疫力。食物來源有蝦、蟹、貝類、動物內臟、花生、橄欖等等。

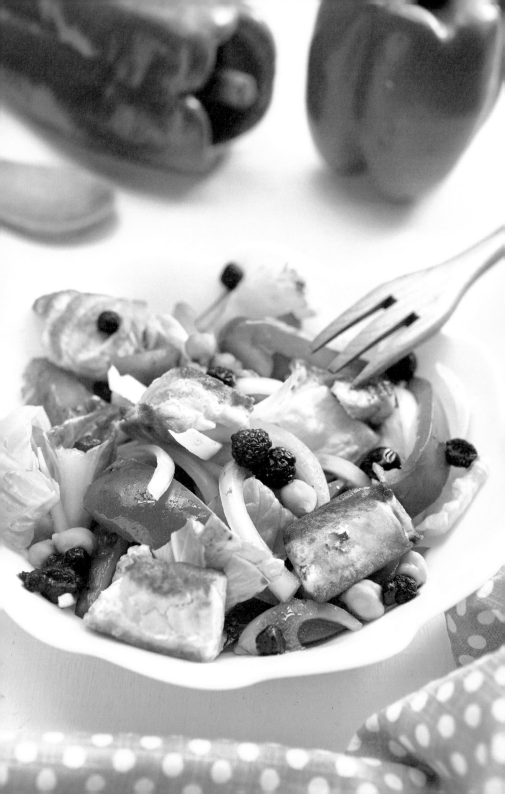

① 紅椒沙拉

❥ 材料

辣椒	1/2 根	蘿美生菜	100 公克
青椒	半顆	綜合莓果	50 公克
洋蔥	30 公克	紅酒醋	2 大匙
鮭魚	70 公克	橄欖油	1 大匙
埃及豆	40 公克	黑胡椒	適量
紅甜椒	半顆	鹽	適量

❥ 作法

1. 埃及豆用水浸泡 2 小時,加 2 倍水用電鍋蒸熟。
2. 鮭魚用不沾鍋煎熟,切小塊。
3. 蘿美生菜、紅甜椒、辣椒、青椒洗淨,切小片;洋蔥洗淨,切絲。
4. 將所有材料放入盤中,加上綜合莓果,用橄欖油、黑胡椒、紅酒醋、鹽調味拌勻即可。

營養師 tips ☞

◇ **綜合莓果**:排毒期間第 7、8 兩天可將莓果換成櫻桃。
◇ **辣椒**:排毒期間第 7、8 兩天可將甜椒、辣椒換成甜菜根。
◇ **青椒**:排毒期間第 7、8 兩天可將青椒換成菜心或是大頭菜。
◇ **鮭魚**:排毒期間可不放,蛋白質另外補充,70 公克鮭魚的蛋白質含量約有 14 公克。
◇ **埃及豆**:排毒期間第 4 ～ 9 天可以用煮熟的地瓜、山藥、小米或藜麥取代。
◇ **紅酒醋**:排毒期間第 7、8 兩天醋可不放。

--- 紅椒排毒密碼 ---

辣椒素在辣椒籽、辣椒皮都有,籽含量較多,辣椒素多的辣椒辣度較高,不辣的紅椒,辣椒素含量較少,但一樣含有辣椒紅素且富含維生素 A、C 和 B 群、β- 胡蘿蔔素。

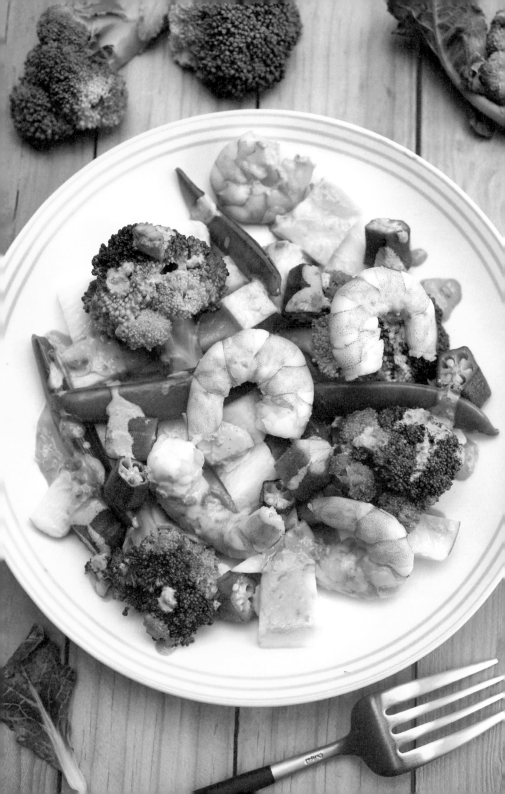

② 紅龍果沙拉

❧ 材料

紅龍果⋯⋯⋯⋯⋯半顆	花椰菜⋯⋯⋯⋯⋯100 公克
蝦仁⋯⋯⋯⋯⋯70 公克	無糖優格⋯⋯⋯⋯200 公克
秋葵⋯⋯⋯⋯⋯50 公克	
甜豆⋯⋯⋯⋯⋯50 公克	
山藥⋯⋯⋯⋯⋯150 公克	

❧ 作法

1. 將秋葵、甜豆、花椰菜、蝦仁、山藥燙熟後放涼。
2. 紅龍果去皮，切小丁，放入調理機中，加入無糖優格打成醬汁。
3. 將秋葵、甜豆、花椰菜、蝦仁、山藥放入盤中，淋上優格醬即可。

營養師 tips ☞

◇ **蝦仁**：排毒期間可不放，蛋白質另外補充，70 公克蝦仁的蛋白質含量約有 14 公克。

◇ **秋葵**：排毒期間第 7、8 兩天可不放，或用小黃瓜取代。

◇ **甜豆**：排毒期間第 5～9 天用胡蘿蔔或其他蔬菜取代。

◇ **無糖優格**：排毒期間第 2～12 天可以用等量蛋白粉泡水取代，200cc 優格的蛋白質含量約有 8 公克。

── 紅龍果排毒密碼 ──

紅龍果除了含豐富維生素 C、膳食纖維、鉀之外，紅色色素即為甜菜紅素，具有抗發炎、抗氧化、抗腫瘤效果。

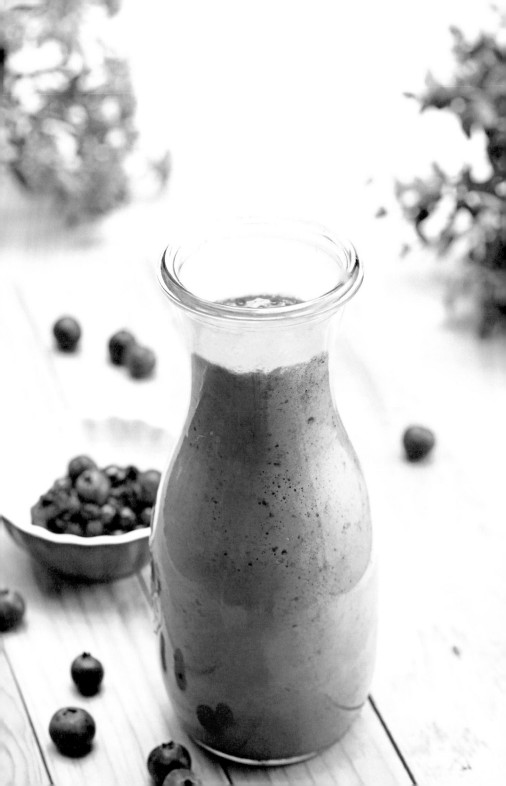

莓果優酪

﹨ 材料

無糖優酪乳⋯⋯⋯⋯⋯⋯300cc
綜合莓果⋯⋯⋯⋯⋯⋯⋯1 杯
蜂蜜⋯⋯⋯⋯⋯⋯⋯⋯⋯適量
石榴⋯⋯⋯⋯⋯⋯⋯⋯⋯半顆

﹨ 作法

1. 石榴去皮，將果肉取出，放入塑膠袋中，用湯匙壓出果汁備用。
2. 將綜合莓果、優酪乳放入果汁機中打均勻。
3. 依個人口味加蜂蜜調味。

營養師 tips ☞

◇ **無糖優酪乳**：排毒期間第 2 ～ 12 天可以用等量蛋白粉泡水取代，300cc 無糖優酪乳的蛋白質含量約有 12 公克。

◇ **綜合莓果**：排毒期間第 7、8 兩天可將莓果換成紅龍果或石榴汁。

◇ **蜂蜜**：排毒期間可不放，或改放椰糖或楓糖。

── 綜合莓果排毒密碼 ──

莓果類食物富含維生素 C、鞣花酸、熊果素、花青素等營養，具有抗氧化、提升免疫力幫助大腦活化、讓皮膚美白透亮、減少心血管疾病、糖尿病的功效。

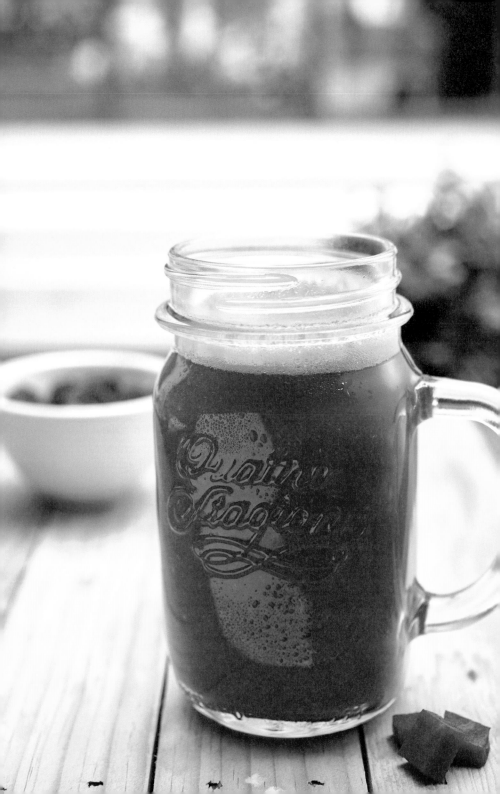

④
甜菜根果昔

⏃ 材料

甜菜根⋯⋯⋯⋯⋯50 公克	檸檬汁⋯⋯⋯⋯⋯⋯1/4 顆
鳳梨⋯⋯⋯⋯⋯⋯100 公克	薑粉⋯⋯⋯⋯⋯⋯1/2 小匙
香蕉⋯⋯⋯⋯⋯⋯⋯3/4 根	蜂蜜⋯⋯⋯⋯⋯⋯⋯適量
燕麥仁⋯⋯⋯⋯⋯⋯40 公克	
冷水⋯⋯⋯⋯⋯⋯⋯300cc	

⏃ 作法

1. 燕麥仁洗淨，加 2 倍水用電鍋蒸熟放涼。
2. 甜菜根、鳳梨洗淨、去皮、切小塊；香蕉去皮切小塊。
3. 將所有材料放入果汁機中打成果昔即可。

營養師 tips ☞

◇ **鳳梨**：排毒期間第 7、8 兩天可將鳳梨換成蘋果或芭樂。
◇ **燕麥仁**：排毒期間第 3 ～ 10 天可以用小米、藜麥、地瓜、山藥取代。
◇ **檸檬汁**：排毒期間第 7、8 兩天可不放。
◇ **蜂蜜**：排毒期間可不放，或改放椰糖或楓糖。

── 甜菜根排毒密碼 ──

甜菜根含甜菜紅素具抗癌性可以抑制攝護腺癌或是乳癌的腫瘤細胞生長，且含有大量葉酸可以延緩失智惡化，其中甜菜鹼可以調節胃酸分泌，保持胃的酸鹼中和。

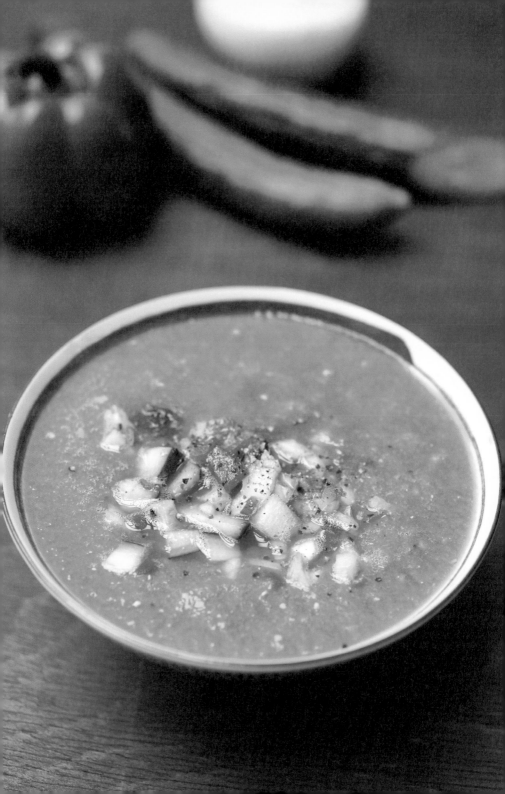

⑤
西班牙冷湯

❧ 材料

牛番茄	150 公克	柳橙汁	30cc
洋蔥	30 公克	紅酒醋	2 大匙
甜椒	30 公克	特級初榨橄欖油	1 大匙
小黃瓜	50 公克	涼開水	200cc
蒜頭	1 瓣	黑胡椒	適量
番茄泥	1 大匙	鹽	適量

❧ 作法

1. 牛番茄劃十字，放入滾水中稍微燙一下即撈起放涼，去皮去籽，只留果肉。

2. 將牛番茄、洋蔥、甜椒、小黃瓜切小丁，加入大蒜、番茄泥、柳橙汁、橄欖油及紅酒醋後，放入果汁機中加水打成湯。

3. 將湯放入冰箱冰鎮，最後用鹽、黑胡椒調味即可。

營養師 tips ☞

◇ **牛番茄**：排毒期間第 7、8 兩天可換成胡蘿蔔。

◇ **番茄泥**：排毒期間第 7、8 兩天可換成胡蘿蔔泥。

◇ **柳橙汁**：排毒期間第 7、8 兩天可換成蘋果汁。

◇ **紅酒醋**：排毒期間第 7、8 兩天不放醋。

◇ **甜椒**：排毒期間第 7、8 兩天可換成嫩薑。

--- 番茄排毒密碼 ---

番茄含維生素 C 可提高免疫力，也含豐富的茄紅素和 β-胡蘿蔔素可防癌抗氧化。茄紅素是類胡蘿蔔素的一種，它的抗氧化作用是胡蘿蔔素的兩倍，可清除人體自由基，促使細胞的生長與再生，有延緩衰老的作用。

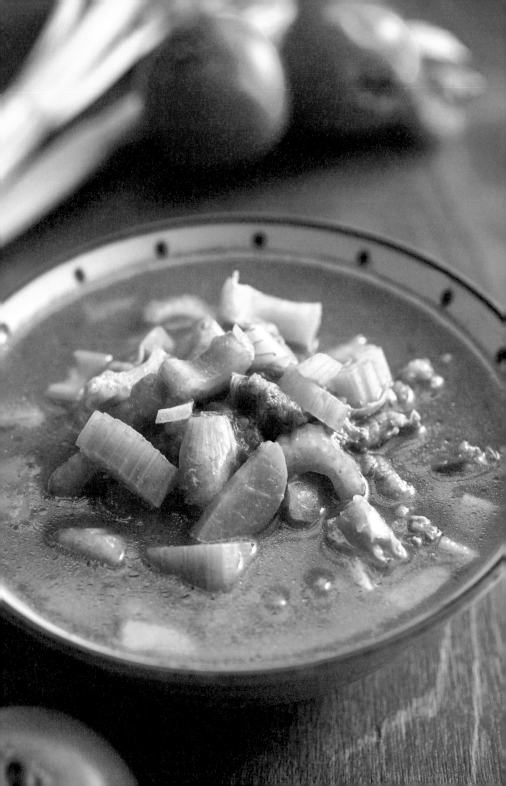

⑥
羅宋湯

❧ 材料

牛肉	100 公克	蒜頭	1 ～ 2 瓣
洋蔥	50 公克	月桂葉	1 片
西洋芹	30 公克	番茄泥	3 大匙
高麗菜	50 公克	橄欖油	1 大匙
牛番茄	100 公克	鹽	適量
胡蘿蔔	20 公克	黑胡椒	適量
馬鈴薯	200 公克		

❧ 作法

1. 胡蘿蔔、牛番茄、西洋芹、洋蔥、馬鈴薯、蒜頭洗淨，瀝乾水分，全部切小塊，高麗菜洗淨切片。

2. 牛肉用熱水汆燙後切塊。

3. 橄欖油燒熱，放入蒜和洋蔥爆香，放入牛肉、馬鈴薯與所有蔬菜拌炒至熟軟，加水蓋過食材加月桂葉煮滾。

4. 改小火燉煮至所有食材軟爛，加入番茄泥、鹽、黑胡椒調味即可。

營養師 tips ☞

◇ **牛番茄**：排毒期間第 7、8 兩天可改成紅地瓜。

◇ **馬鈴薯**：排毒期間第 3 ～ 10 天可以用地瓜或山藥取代。

◇ **番茄泥**：排毒期間第 7、8 兩天可改成紅地瓜泥。

◇ **牛肉**：排毒期間可不放，蛋白質另外補充，100 公克牛肉的蛋白質含量約有 21 公克。

── 番茄排毒密碼 ──

番茄也是穀胱甘肽良好來源，幫助肝臟解毒，抑制酪胺酸酶的活性，有美白、消炎作用，番茄內的檸檬酸和蘋果酸，促進身體能量代謝幫助體重控制，其中的酚酸能中和亞硝酸胺致癌物質。

橙色

料　　　理

對應部位：子宮、生殖器、腎臟、膀胱。

對應情緒：缺乏創造力、不敢盡興玩樂、不敢爭取內心想要的、疏離感、戲劇化、情緒化、過度依賴別人而患得患失。

橙 色 排 毒 密 碼

橙色排毒營養素

橙色食物中，常見的營養素有 β- 胡蘿蔔素、β- 隱黃質。

β-胡蘿蔔素　是類胡蘿蔔素的一種，具有良好的抗氧化力，能幫助肝臟解毒作用，在人體中可以轉變成維生素 A，維護視力與皮膚的健康。並有防止老化與多種退化性疾病的功能。也用在抗癌、預防心血管疾病、白內障。食物來源有地瓜、木瓜、芒果、南瓜、胡蘿蔔、柑橘、柿子。

β- 隱黃質　也是類胡蘿蔔素的一種，屬於葉黃素類。可提升免疫力，活化體內免疫系統，預防骨質疏鬆症。在人體皮膚中可以活化玻尿酸合成酵素，增加玻尿酸合成。食物來源有柑橘、柿子、木瓜、蛋黃。

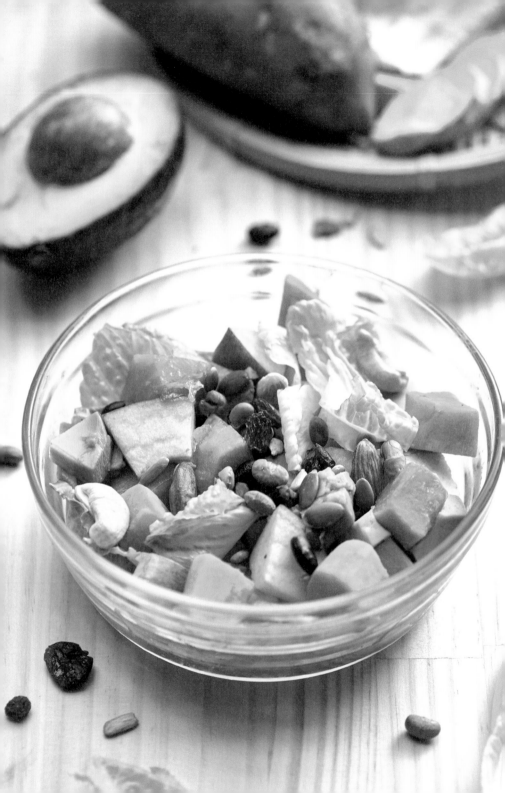

⑦ 紅地瓜沙拉

❧ 材料

紅地瓜	1 條	綜合堅果	1 大匙
木瓜	80 公克	烘黃豆	20 公克
蘋果	1/2 顆	蜂蜜	適量
美生菜	100 公克	檸檬	適量
酪梨	60 公克	黃芥末醬	2 大匙

❧ 做法

1. 紅地瓜洗淨，切圓片，用電鍋蒸熟。
2. 蘋果、酪梨、木瓜去皮、去核，切小塊；美生菜洗淨，切小段。
3. 依個人喜好將蜂蜜、檸檬加入黃芥末醬中調勻。
4. 紅地瓜、蘋果、美生菜、酪梨放入盤中，撒上烘黃豆、綜合堅果，用調好的黃芥末醬調味即可。

營養師 tips ☞

◇ **蜂蜜**：排毒期間可不放，或改放椰糖或楓糖。
◇ **檸檬**：排毒期間第 7、8 兩天可換成蘋果汁。
◇ **烘黃豆**：排毒期間第 5～9 天可以用蛋白粉補充蛋白質，20 公克黃豆含 7 公克蛋白質。
◇ **綜合堅果**：排毒期間第 4～10 天可以用等量植物油取代，10 公克堅果的油脂含量約有 5 公克。
◇ **木瓜**：排毒期間第 7、8 兩天可換成芭樂或蘋果、梨子、火龍果、香瓜。

— 紅地瓜排毒密碼 —

紅地瓜含有豐富 β-胡蘿蔔素、銅、維他命 C、E、膳食纖維，可促進腸道蠕動、防止便秘，減少毒素在體內停留時間，有預防大腸癌的功效。纖維亦可降低血中膽固醇和血糖值，含豐富的鉀可平衡水分代謝，預防高血壓。紅地瓜還含有花青素幫助身體抗氧化。

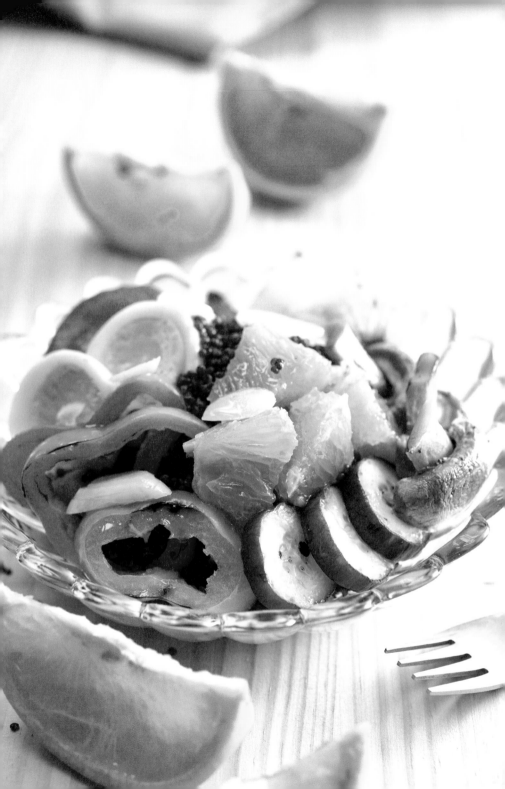

⑧ 葡萄柚藜麥沙拉

❯ 材料

葡萄柚	1/2 顆	洋蔥	30 公克
藜麥	40 公克	番茄	1/2 顆
蛋	1 顆	蒜頭	1 瓣
橘甜椒	30 公克	橄欖油	1 大匙
小黃瓜	50 公克	黑胡椒	適量
蘑菇	50 公克	鹽	適量

❯ 做法

1. 葡萄柚去皮、去籽，取出果肉備用；藜麥洗淨，加 2 倍水放入電鍋蒸熟，放涼備用；蛋煮成水煮蛋，放涼切片。

2. 橘甜椒、小黃瓜、蘑菇、洋蔥、番茄洗淨切成片，加入蒜頭、橄欖油拌勻，放在鋁箔紙中，放入烤箱，200℃烤約 20 分鐘。

3. 將烤好的蔬菜加上蒸熟的藜麥、葡萄柚、水煮蛋，再撒上鹽、黑胡椒調味即可。

營養師 tips ☞

◇ **葡萄柚**：排毒期間第 7、8 兩天可換成木瓜、枇杷。

◇ **橘甜椒**：排毒期間第 7、8 兩天可換成胡蘿蔔。

◇ **番茄**：排毒期間第 7、8 兩天可換成西洋芹。

◇ **蛋**：排毒期間第 2～12 天可以用蛋白粉補充蛋白質，1 個蛋的蛋白質含量約有 7 公克。

— 葡萄柚排毒密碼 —

葡萄柚含豐富茄紅素、β-胡蘿蔔素、檸檬苦素和柚皮素有降膽固醇功效。維生素 C 含量豐富，有抗菌、抗氧化、提升免疫的作用。

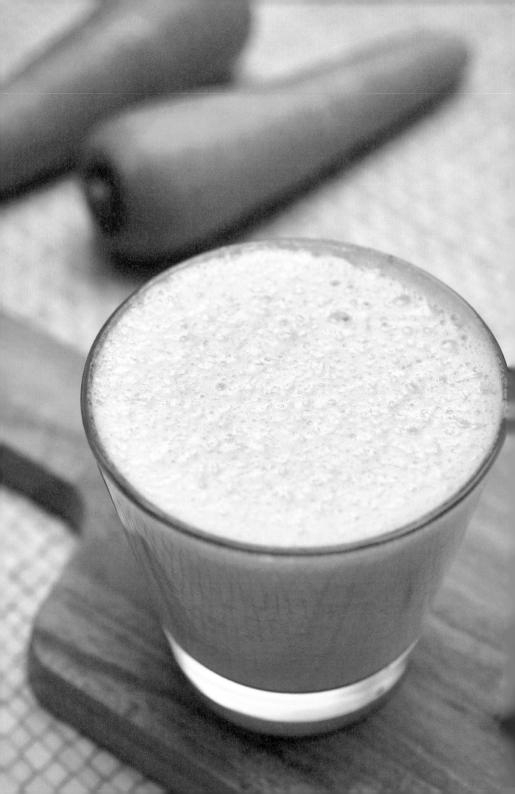

胡蘿蔔豆奶昔

⑨

❧ 材料

胡蘿蔔⋯⋯⋯⋯⋯⋯80 公克
蘋果⋯⋯⋯⋯⋯⋯⋯100 公克
無糖豆漿⋯⋯⋯⋯⋯400cc
薑⋯⋯⋯⋯⋯⋯⋯⋯10 公克
蜂蜜⋯⋯⋯⋯⋯⋯⋯適量

❧ 做法

1. 胡蘿蔔、蘋果去皮切小塊。
2. 將所有材料放入果汁機中打成果昔即可。

營養師 tips ☞

◇ **無糖豆漿**：排毒期間第 5 ～ 9 天可以用蛋白粉加水取代，400cc 豆漿含 14 公克蛋白質。
◇ **蜂蜜**：排毒期間可不放，或改放椰糖或楓糖。

— **胡蘿蔔排毒密碼** —

高含量的 β - 胡蘿蔔素能抑制癌細胞異變，預防癌症發生。豐富膳食纖維素，可減少便秘發生，縮短毒素在腸道滯留的時間。富含礦物質硒，可幫助肝臟解毒。

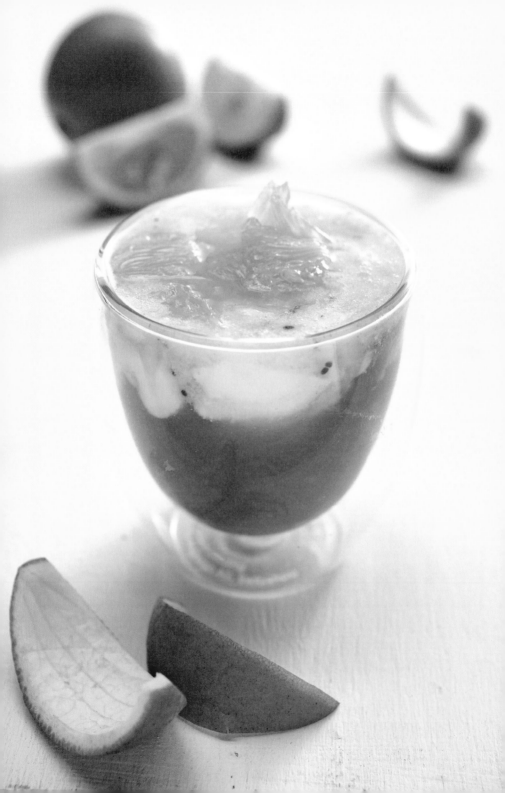

⑩ 木瓜柳橙果昔

材料

奇異果⋯⋯⋯⋯⋯⋯1 顆
木瓜⋯⋯⋯⋯⋯⋯⋯1 碗
柳橙⋯⋯⋯⋯⋯⋯⋯1 顆
無糖優格⋯⋯⋯⋯⋯200cc

做法

1. 奇異果、木瓜去皮，切小塊。
2. 柳橙去皮、去籽，取出果肉，切小丁。
3. 將木瓜、奇異果放入果汁機中攪拌，再加入無糖優格攪拌。
4. 將打好的果昔倒入杯中，放上切小丁的柳橙果肉即可。

營養師 tips ☞

◇ **奇異果**：排毒期間第 7、8 兩天可換成芭樂、蘋果、梨子。
◇ **柳橙**：排毒期間第 7、8 兩天可換成芭樂、蘋果、梨子。
◇ **無糖優格**：排毒期間第 2 ～ 12 天可以用等量蛋白粉泡水取代，200cc 優格的蛋白質含量約有 8 公克。
◇ **木瓜**：排毒期間第 7、8 兩天可換成芭樂、蘋果、梨子、紅龍果、香瓜。

— 木瓜排毒密碼 —

木瓜含有木瓜酵素、茄紅素、β - 胡蘿蔔素，在飯後吃可以幫助蛋白質消化，β - 胡蘿蔔素及番茄紅素，具抗氧化作用可抑制癌症產生。

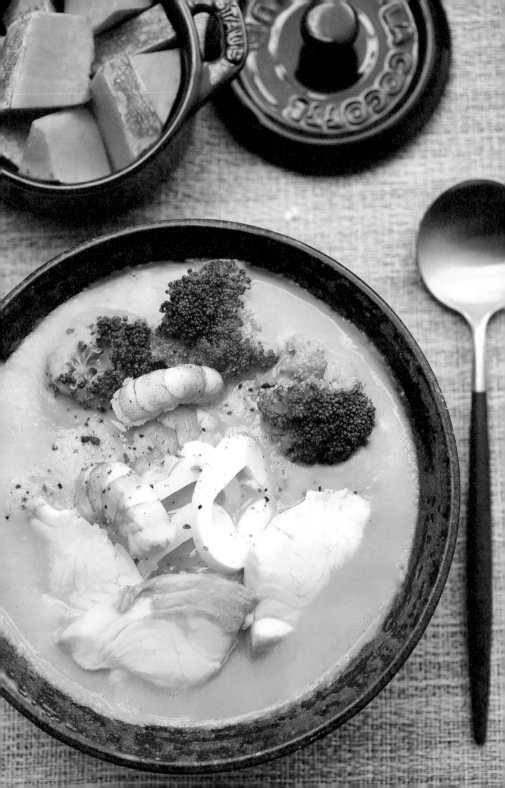

南瓜濃湯

材料

南瓜	200 公克	鯛魚片	30 公克
牛奶	120cc	花椰菜	100 公克
蝦仁	30 公克	黑胡椒	適量
小卷	30 公克	鹽	適量

做法

1. 將蝦仁去泥腸後洗淨;小卷、鯛魚片洗淨切小塊;花椰菜洗淨切小朵。

2. 將蝦仁、小卷、鯛魚、花椰菜燙熟。

3. 南瓜洗淨、切片,放入電鍋蒸熟後,放稍涼,用調理機打成泥狀。

4. 將南瓜泥倒入鍋中,加牛奶,再加水到自己喜歡的稠度。

5. 一邊攪拌一邊煮滾,轉小火,加入汆燙好的海鮮、花椰菜,最後加入鹽、黑胡椒調味即可。

營養師 tips ☞

◇ **牛奶**:排毒期間第 2 ～ 12 天可以用等量蛋白粉泡水取代,120cc 牛奶的蛋白質含量約有 4 公克。

◇ **蝦仁**:排毒期間可不放,用蛋白粉取代或蛋白質另外補充,30 公克蝦仁的蛋白質含量約有 7 公克。

◇ **小卷**:排毒期間可不放,用蛋白粉取代或蛋白質另外補充,30 公克小卷的蛋白質含量約有 7 公克。

◇ **鯛魚片**:排毒期間可不放,用蛋白粉取代或蛋白質另外補充,30 公克鯛魚片的蛋白質含量約有 7 公克。

南瓜排毒密碼

南瓜含豐富果膠有很好的吸附性,能消除體內細菌毒素和其他有害物質如重金屬而有解毒作用,也含 β - 胡蘿蔔素有護眼、護心和抗癌功效。南瓜籽中具維生素 E、鋅、鎂、多酚等,具抗氧化特性。南瓜籽含有豐富植物固醇、木酚素、鋅等,能夠延緩攝護腺肥大症。

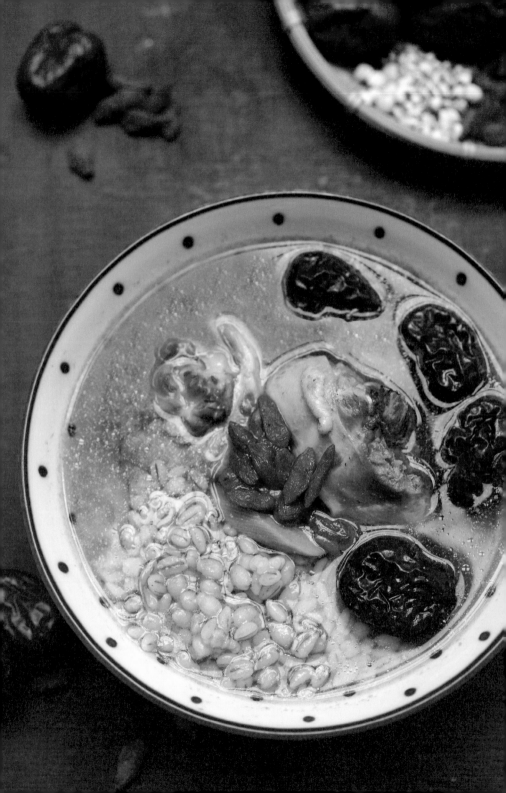

（12）

枸杞雞湯

材料

帶骨雞腿⋯⋯⋯⋯100 公克　　　枸杞⋯⋯⋯⋯⋯⋯1 湯匙
大麥仁⋯⋯⋯⋯⋯40 公克　　　　紅棗⋯⋯⋯⋯⋯⋯4 顆
牛蒡⋯⋯⋯⋯⋯⋯100 公克　　　鹽⋯⋯⋯⋯⋯⋯⋯適量

做法

1. 雞肉入滾水汆燙（去血水）。
2. 紅棗、枸杞、大麥仁洗淨備用；牛蒡去皮切小段，所有材料放至鍋中，加水蓋過食材蒸熟。
3. 最後加鹽調味即可。

營養師 tips ☞

◇ **帶骨雞腿**：排毒期間可不放，蛋白質另外補充，100 克帶骨雞腿肉的蛋白質含量約有 14 公克。

◇ **大麥仁**：排毒期間第 3 ～ 10 天可以用小米或藜麥取代。

── **枸杞排毒密碼** ──

枸杞含有大量 β- 胡蘿蔔素、玉米黃質、甜菜鹼、鐵質，有抗衰老作用，可以保護神經細胞和視網膜。枸杞中含有超氧化物歧化酶（SOD），能中和自由基協助肝臟解毒。

黃色

料理

對應部位：消化系統、肝臟、膽囊、肌肉。

對應情緒：在意別人的看法、不懂拒絕別人、無法展現個人特色、過度揮霍或是賺不到錢、否定自己、易怒、過度積極、剛愎固執。

黃 色 排 毒 密 碼

黃色排毒營養素

常見的黃色食物營養素有葉黃素、玉米黃質、卵磷脂、類黃酮、薑黃素。

葉黃素與玉米黃質

互為同分異構物，存在眼睛中吸收紫外線及自由基的輻射光源，可增加眼睛中黃斑色素的密度，保護眼睛對抗視網膜黃斑退化。也可降低老年性黃斑部病變與白內障發生的風險。葉黃素食物來源有深綠色蔬菜如菠菜、綠花椰菜等，玉米黃質食物來源有玉米、枸杞子、蛋黃。

卵磷脂

是人體各種細胞的細胞膜上的脂肪，具親水與親油特性，因此具有乳化能力，增加了流動性和滲透性以管制細胞的營養進出，可保護細胞避免氧化壓力的傷害。卵磷脂是人體製造神經傳導物質乙醯膽鹼的原料，乙醯膽鹼與記憶力密切相關，能提高專注力和記憶力。食物來源有蛋黃、黃豆。

類黃酮

具抗過敏、抗發炎、抗氧化、抗微生物（細菌，真菌，和病毒）、抗癌功效。食物來源有芹菜、洋蔥、藍莓、紅茶、綠茶、烏龍茶、香蕉、柑橘類、黃豆、山藥、蜂膠、花粉、黑巧克力。

薑黃素

薑黃素具有抗發炎、抗氧化，並可以減少肝臟糖質新生，幫助血糖控制，抗發炎可以緩解關節疼痛，抑制腫瘤的功效。薑黃素食物來源有咖哩、薑、芥末等等。

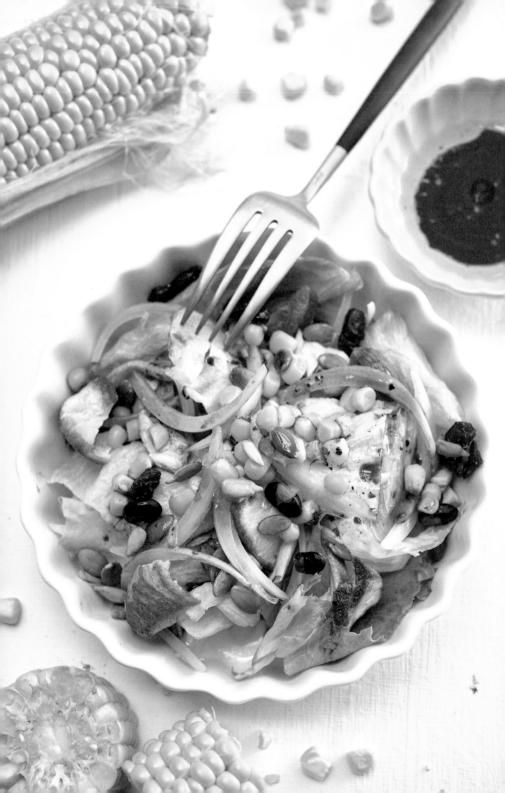

鮭魚玉米沙拉

❧ 材料

鮭魚	70 公克	橄欖油	10cc
洋蔥	50 公克	紅酒醋	10cc
玉米粒	150 公克	黑胡椒	適量
萵苣	100 公克	鹽	適量
綜合堅果	2 大匙		

❧ 做法

1. 鮭魚用不沾鍋煎熟，切小塊放涼。

2. 洋蔥洗淨切成細絲；萵苣洗淨切小塊。

3. 玉米粒蒸熟備用。

4. 將所有材料放入大碗中，加入黑胡椒、鹽、紅酒醋、橄欖油拌勻，最後撒上綜合堅果即可。

營養師 tips ☞

◇ **鮭魚**：排毒期間可不放，蛋白質另外補充，70 克鮭魚的蛋白質含量約有 14 公克。

◇ **玉米粒**：排毒期間第 3 ～ 10 天可以用地瓜或山藥取代。

◇ **綜合堅果**：排毒期間第 4 ～ 10 天可以用等量植物油取代，10 公克堅果的油脂含量約有 5 公克。

◇ **紅酒醋**：排毒期間第 7、8 兩天可不放。

玉米排毒密碼

玉米中豐富的葉黃素和玉米黃質是眼睛視網膜黃斑部重要的抗氧化物，可保護眼睛免於紫外線的傷害。

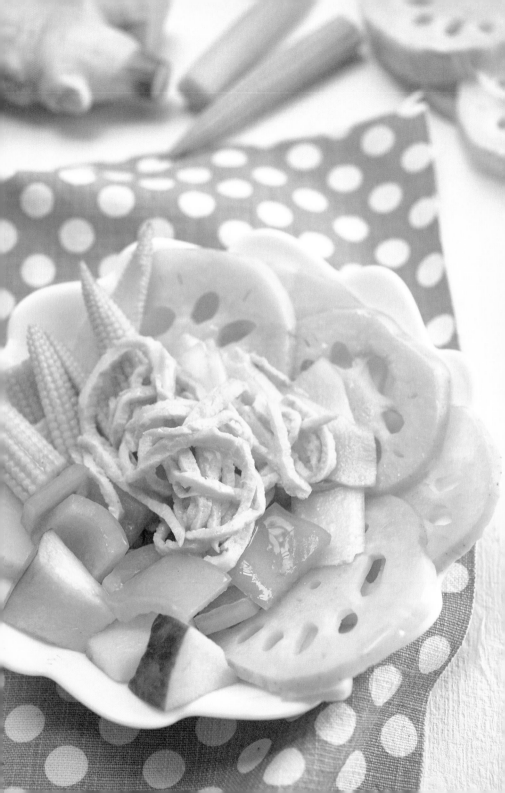

蘋果薑沙拉

❧ 材料

蘋果	100 公克	玉米筍	100 公克
嫩薑	1 小塊	梅子醋	30cc
黃甜椒	50 公克	和風醬	適量
蓮藕	100 公克		
蛋	1 顆		

❧ 做法

1. 嫩薑、蓮藕洗淨去皮,切薄片;黃甜椒切成片狀;蘋果洗淨切小塊。
2. 將嫩薑、蓮藕、黃甜椒放入盤中,加梅子醋拌勻,放入冰箱靜置 30 分鐘入味。
3. 蛋打散,煎成蛋皮,切成長條狀;玉米筍燙熟放涼,切小塊備用。
4. 將所有材料放在一起,加入和風醬拌勻即可。

營養師 tips ☞

◇ **黃甜椒**:排毒期間第 7、8 兩天可換成胡蘿蔔或小黃瓜、西洋芹。
◇ **蛋**:排毒期間第 2 ～ 12 天可以另外補充蛋白質,1 個雞蛋的蛋白質含量約有 7 公克。
◇ **和風醬**:排毒期間第 7、8 兩天可拌橄欖油、亞麻仁油或紫蘇籽油加鹽與黑胡椒或其他香料調味。
◇ **梅子醋**:排毒期間第 7、8 兩天可拌橄欖油、亞麻仁油或紫蘇籽油加鹽與黑胡椒或其他香料調味。

— 薑排毒密碼 —

薑的抗氧化力很強,具有多種類黃酮與薑黃素,其中薑辣素含量豐富,能夠中和自由基,引誘癌細胞自行凋零有預防癌症功效,也能緩解關節炎的疼痛。

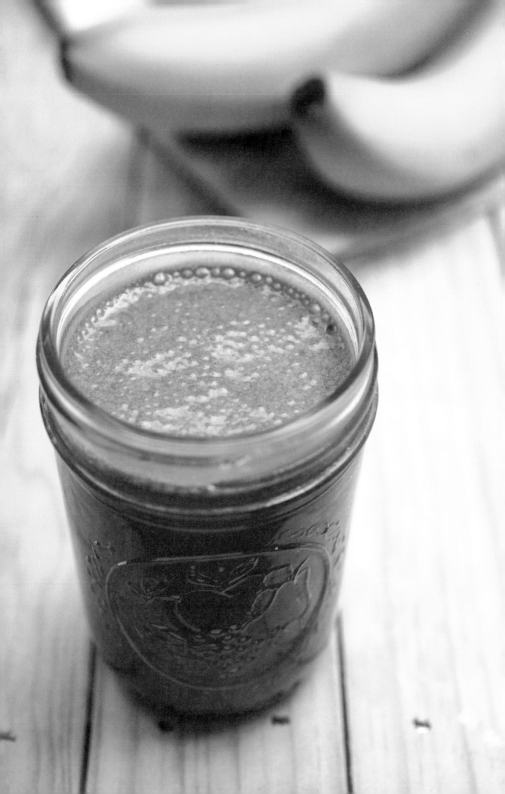

香蕉巧克力奶昔

＼ 材料

牛奶 ································· 240 cc
香蕉 ································· 1 根
可可粉 ······························ 1 大匙
肉桂粉 ······························ 1/4 小匙
蜂蜜 ································· 適量
薑黃粉 ······························ 1/2 小匙

＼ 做法

1. 香蕉去皮，切塊。

2. 將所有材料放入果汁機中打成奶昔即可。

營養師 tips ☞

◇ **牛奶**：排毒期間第 2 ～ 12 天可以用等量蛋白粉泡水取代，240cc 牛奶的蛋白質含量約有 8 公克。

◇ **蜂蜜**：排毒期間可不放，或改放椰糖或楓糖。

--- 可可排毒密碼 ---

可可中含有黃烷醇是類黃酮的一種，可維持血壓正常，維護血管內皮功能，防止低密度膽固醇 LDL 氧化及脂肪氧化，減少血栓發生與抗發炎、抗氧化功能。

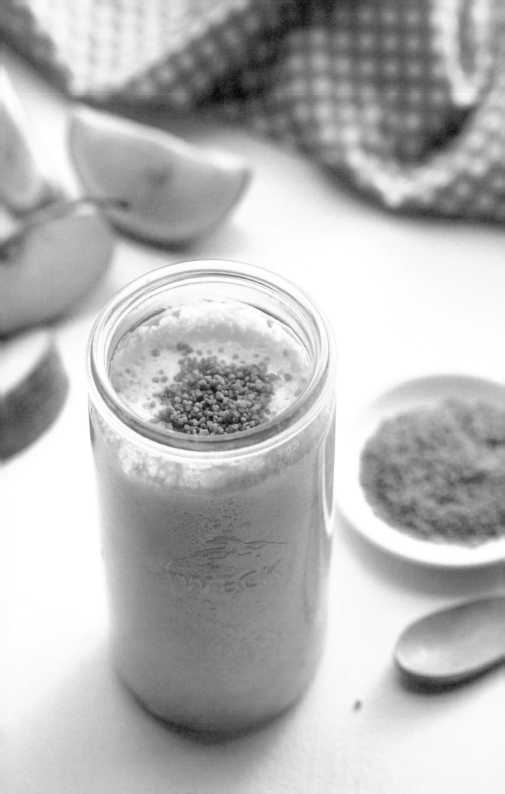

卵磷脂柳橙果昔

材料

鳳梨	70 公克
柳橙	80 公克
蘋果	40 公克
優酪乳	200cc
卵磷脂粉	1 大匙
冰塊	1 杯

做法

1. 鳳梨切塊;柳橙去皮、去籽、切塊;蘋果去皮、去籽、切塊。

2. 鳳梨、柳橙和冰塊約 1/2 杯放入果汁機混合攪打均勻。

3. 蘋果、優酪乳和冰塊約 1/2 杯放入果汁機混合攪打均勻。

4. 將打好的果昔依序倒入杯中,最後撒上卵磷脂粉即可。

營養師 tips ☞

◇ **鳳梨**:排毒期間第 7、8 兩天可換成芭樂或蘋果、梨子、火龍果、香瓜。

◇ **柳橙**:排毒期間第 7、8 兩天可換成芭樂或蘋果、梨子、火龍果、香瓜。

◇ **優酪乳**:排毒期間第 2 ~ 12 天可以用等量蛋白粉泡水取代,200cc 優酪乳的蛋白質含量約有 8 公克。

── 卵磷脂排毒密碼 ──

卵磷脂中的磷脂質有助於修復細胞膜,幫助油脂的乳糜化,協助脂肪的代謝,改善脂肪肝,磷脂質水解出的膽鹼是重要的神經傳導物質乙醯膽鹼的成分,可幫助神經細胞活動。幼兒攝取卵磷脂可以促進中樞神經和腦部的發育。

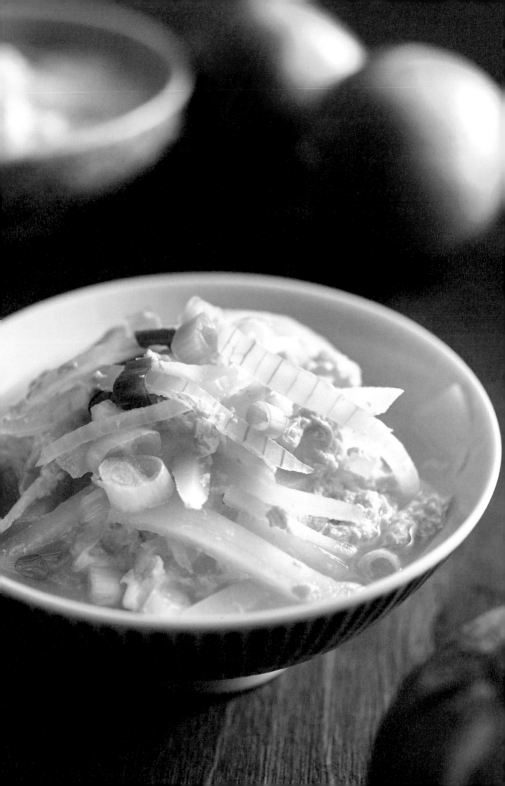

洋蔥湯

＼ 材料

馬鈴薯	100 公克	鹽	適量
洋蔥	200 公克	蓮藕粉	適量
雞蛋	1 顆	胡椒粉	適量
生薑	適量		
蒜頭	2 片		

＼ 做法

1. 將洋蔥、馬鈴薯切成細絲；蒜頭拍碎、生薑切碎。
2. 鍋裡放水，滾了後放入洋蔥與馬鈴薯。
3. 洋蔥、馬鈴薯煮熟後，放入蒜頭、生薑、鹽、胡椒粉。
4. 蛋打成蛋液，加入後輕輕攪拌。
5. 蓮藕粉加水勾芡，煮至濃稠後即可。

營養師 tips ☞

◇ **雞蛋**：排毒期間第 2 ～ 12 天可以另外補充蛋白質，1 顆雞蛋的蛋白質含量約有 7 公克。

◇ **馬鈴薯**：排毒期間第 3 ～ 10 天可以用地瓜或山藥取代。

─ 洋蔥排毒密碼 ─

洋蔥含有「檞皮素」是類黃酮的一種，有很強抗氧化力，具有抗癌，抗發炎和幫助血糖代謝、預防糖尿病的功能。

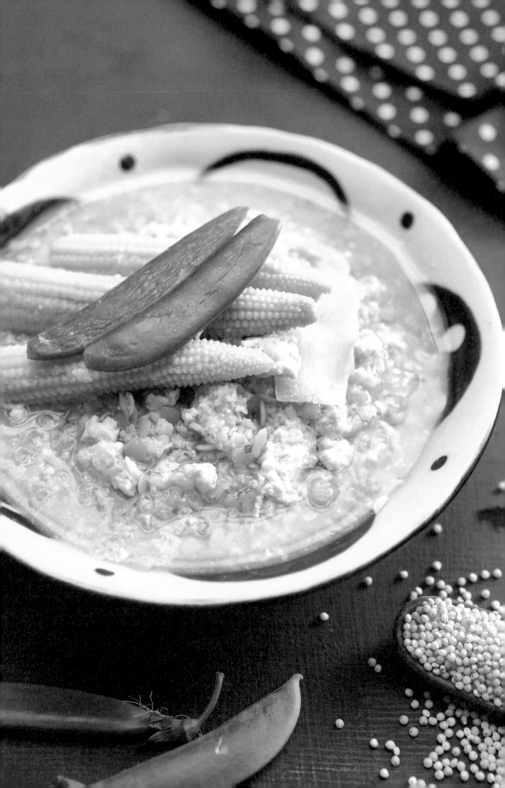

玉米筍小米粥

＼ 材料

小米⋯⋯⋯⋯⋯⋯40 公克
扁豆⋯⋯⋯⋯⋯⋯20 公克
薑片⋯⋯⋯⋯⋯⋯⋯5 片
絞肉⋯⋯⋯⋯⋯⋯70 公克
玉米筍⋯⋯⋯⋯⋯100 公克

鹽⋯⋯⋯⋯⋯⋯⋯適量
胡椒粉⋯⋯⋯⋯⋯適量

＼ 做法

1. 玉米筍洗淨切小塊。

2. 小米、扁豆洗淨，放入鍋中，加水煮滾後轉小火一邊攪一邊煮成粥。

3. 將薑片、絞肉、玉米筍加入鍋中煮熟，加入鹽、胡椒粉調味即可。

營養師 tips ☞

◇ **絞肉**：排毒期間可不放，蛋白質另外補充，70 公克絞肉的蛋白質含量約有 14 公克。

◇ **扁豆**：排毒期間第 5 ～ 9 天可以改成地瓜、山藥、藜麥取代。

─ 玉米筍排毒密碼 ─

玉米筍含有的類胡蘿蔔素、維生素 C 可預防心血管疾病，強化免疫力和預防白內障，也含有玉米黃質和葉黃素有益眼睛健康。其中的葉酸可強化記憶力，增進認知功能，可預防失智。

綠色
料理

對應部位：心、肺、氣管、血管。

對應情緒：缺乏愛與被愛的能力、缺乏同情心、不相信別人、難親近、飲食失調、有條件的愛、控制欲、喜歡操控別人。

綠　色　排　毒　密　碼

綠色排毒營養素

常見綠色食物營養素有葉綠素、兒茶素。

葉綠素

與人體的血紅素結構相似，葉綠素核心為鎂原子而血紅素核心為鐵原子，可作為補血的養分。葉綠素也具良好的抗氧化能力，能夠保護細胞粒線體，降低活性氧的損害，避免羥基自由基損傷 DNA，減少化學致癌物和輻射誘導的氧化損傷。食物來源有深綠色蔬菜、藻類。

兒茶素

屬於多酚類的一種，主要存在於茶葉中，未發酵茶的兒茶素含量最高，像是綠茶、煎茶、龍井等；其次是半發酵茶，像是文山包種茶、凍頂茶、東方美人茶，全發酵茶如紅茶含量最少。兒茶素具抗氧化作用可以預防脂質過氧化，可以預防癌症與延緩老化，預防血管壁上脂肪乳糜的形成，並有抑制血管平滑肌增生與血栓形成的功效。兒茶素有助於抑制肉毒桿菌等致病菌。食物來源有茶葉、可可、巧克力、黑莓等等。

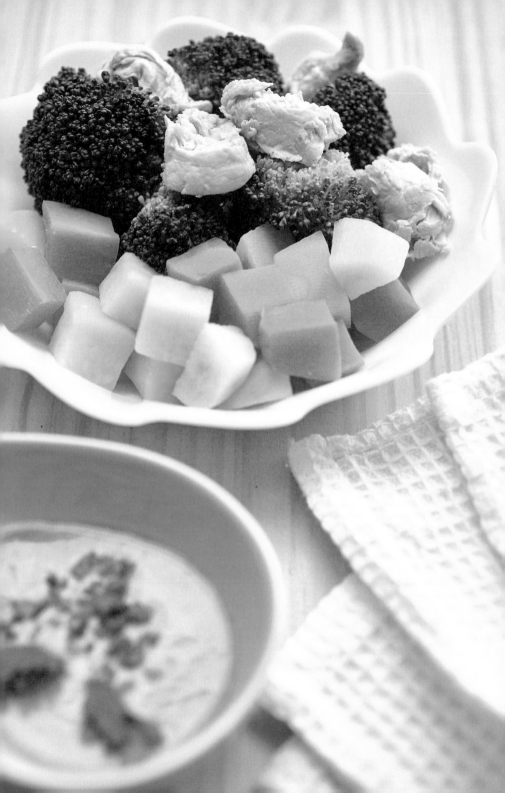

⑲ 胡麻綠花椰沙拉

❋ 材料

綠花椰菜⋯⋯⋯⋯⋯100 公克
胡蘿蔔⋯⋯⋯⋯⋯⋯100 公克
馬鈴薯⋯⋯⋯⋯⋯⋯150 公克
雞肉⋯⋯⋯⋯⋯⋯⋯70 公克
蒜頭⋯⋯⋯⋯⋯⋯1 ～ 2 顆

香菜⋯⋯⋯⋯⋯⋯⋯適量
日式胡麻醬⋯⋯⋯⋯30cc

❋ 做法

1. 綠花椰菜洗淨切成小朵；胡蘿蔔、馬鈴薯洗淨，去皮切小塊；雞肉洗淨切小塊，全部一起放入電鍋中蒸熟。

2. 將蒜頭、香菜洗淨切成末，加入胡麻醬中拌勻，淋在所有蒸好的食材上即可。

營養師 tips ☞

◇ **雞肉**：排毒期間可不放，蛋白質另外補充，70 公克雞肉的蛋白質含量約有 14 公克。

◇ **馬鈴薯**：排毒期間第 3 ～ 10 天可以用地瓜或山藥取代。

◇ **日式胡麻醬**：排毒期間第 7、8 兩天可用橄欖油、亞麻仁油或紫蘇籽油加鹽與黑胡椒或其他香料調味。

--- 綠花椰菜排毒密碼 ---

綠花椰菜含有胡蘿蔔素、葉綠素、葉黃素、檞皮素及蘿蔔硫素等，能減少 DNA 受到破壞，有抗癌的功能，其中蘿蔔硫素可以抑制胃幽門螺旋桿菌，降低乳癌細胞自我更新並保護皮膚避免受到紫外線傷害。

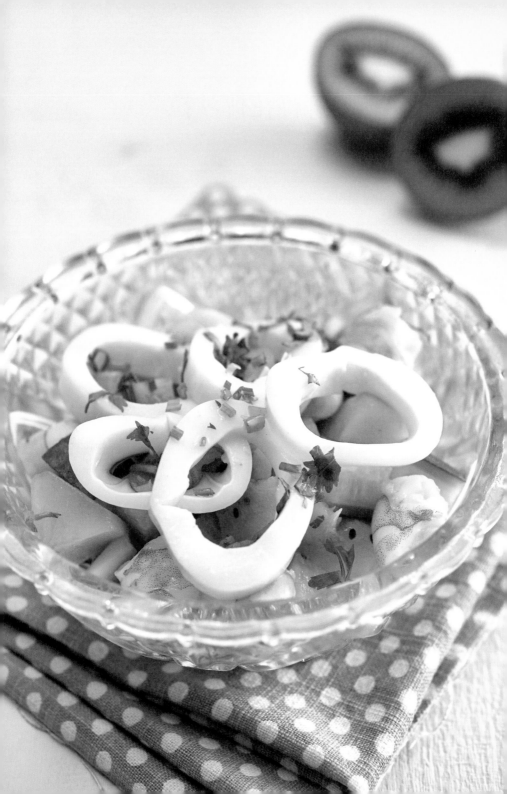

⑳

黃瓜海鮮沙拉

❧ 材料

奇異果	2 顆	柚子醋	30cc
小黃瓜	2 根	橄欖油	10cc
蝦仁	30 公克	黑胡椒粉	適量
透抽	70 公克	鹽	適量
香菜	少許		

❧ 做法

1. 奇異果洗淨去皮、小黃瓜洗淨，都切小塊；香菜洗淨切碎備用。

2. 透抽、蝦仁燙熟取出，置於冰水中降溫，降溫後切成小塊。

3. 香菜、橄欖油、柚子醋、鹽加上胡椒粉調勻，淋在所有食材上拌勻，靜置 30 分鐘入味即可。

營養師 tips ☞

◇ **蝦仁**：排毒期間可不放，蛋白質另外補充，30 公克蝦仁的蛋白質含量約有 7 公克。

◇ **透抽**：排毒期間可不放，蛋白質另外補充，70 公克透抽的蛋白質含量約有 14 公克。

◇ **奇異果**：排毒期間第 7、8 兩天可換成芭樂或蘋果、梨子、火龍果、香瓜。

◇ **柚子醋**：排毒期間第 7、8 兩天可不放。

┌─ 小黃瓜排毒密碼 ─

小黃瓜含有豐富葉綠素、綠原酸、膳食纖維和維生素 E 等營養素具有抗氧化能力，能夠降低血膽固醇，降低心血管疾病的風險，小黃瓜也含 β - 胡蘿蔔素，可保護視力與黏膜。

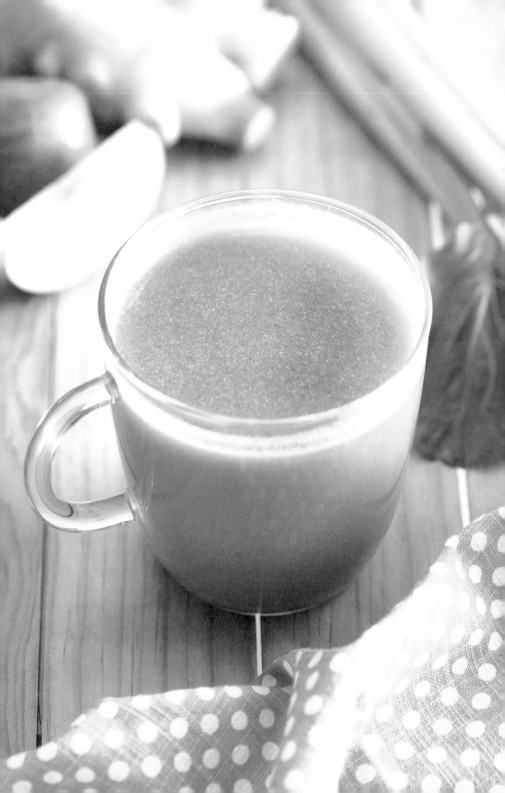

深綠拿鐵

﹨ 材料

小松菜	100 公克	鳳梨	50 公克
蛋白粉	30 公克	薑	1 小塊
冷開水	450cc	冷壓橄欖油	10cc
油菜	100 公克		
蘋果	100 公克		

﹨ 做法

1. 小松菜、油菜用開水燙熟。

2. 蘋果、鳳梨去皮切小塊。

3. 將所有食材放入果汁機中，打成蔬果昔即可。

營養師 tips ☞

◇ **鳳梨**：排毒期間第 7、8 兩天可換成芭樂或梨子、紅龍果、香瓜。

─ 小松菜排毒密碼 ─

小松菜是日本種油菜，含有豐富葉綠素、鈣、鐵、維生素 C 和胡蘿蔔素，豐富膳食纖維，能減少腸道脂質吸收，有降血脂功效。

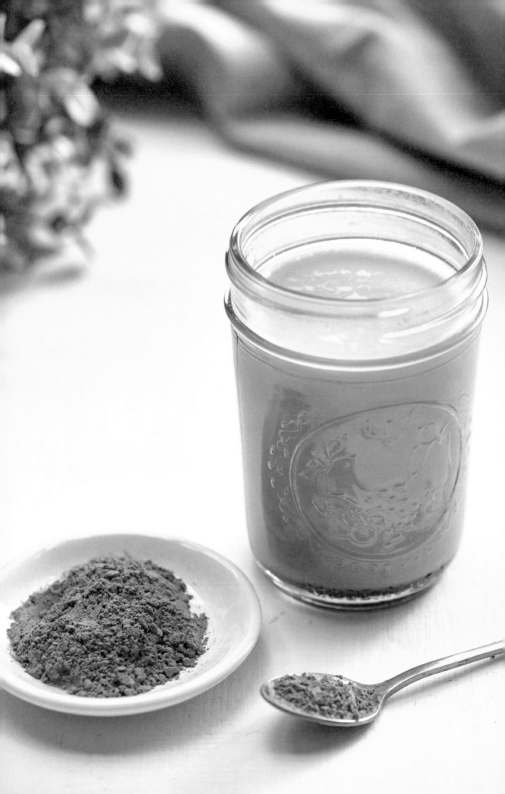

抹茶果昔

⬟ 材料

抹茶粉⋯⋯⋯⋯⋯1 大匙
酪梨⋯⋯⋯⋯⋯ 120 公克
牛奶⋯⋯⋯⋯⋯240cc
蜂蜜⋯⋯⋯⋯⋯適量

⬟ 做法

1. 將酪梨去皮切塊，放入果汁機中，加入牛奶和抹茶粉，打成奶昔，最後加蜂蜜調味即可。

營養師 tips ☞

◇ **酪梨**：排毒期間第 7、8 兩天可換成 10cc 橄欖油。
◇ **牛奶**：排毒期間第 2 ～ 12 天可以用等量蛋白粉泡水取代，240cc 牛奶的蛋白質含量約有 8 公克。
◇ **蜂蜜**：排毒期間可不放，或改放椰糖或楓糖。

── **抹茶排毒密碼** ──

抹茶中含有茶胺酸、維生素 A、維生素 C、葉酸、鉀、鎂、鐵、兒茶素等營養素，能抗氧化，預防心血管疾病，其中兒茶素，能抑制體脂肪生成有助於體重管理。

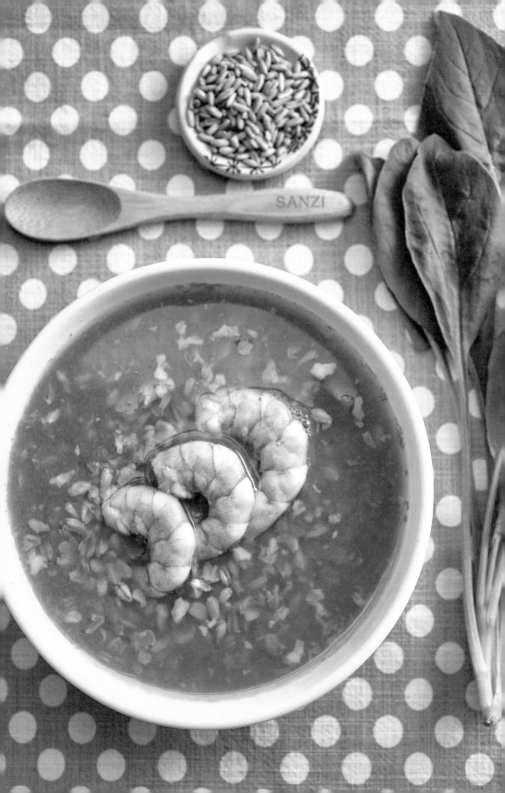

碧玉羹

╲ 材料

燕麥仁	40 公克	香油	適量
蛋	2 顆	太白粉	2 大匙
蒜頭	1 ～ 2 顆	鹽	適量
蝦仁	30 公克	蔥花	適量
菠菜	100 公克		

╲ 做法

1. 將菠菜加上適量水打成泥狀，過濾菠菜渣備用，在菠菜渣中加入少許太白粉拌勻。

2. 將蛋白、蛋黃分開，取蛋白加入菠菜渣中拌勻；蛋黃加半碗水打勻。

3. 蝦仁洗淨、去泥腸；燕麥仁洗淨，加 2 倍水放入電鍋蒸熟，調一碗太白粉水備用。

4. 將蒜頭切成末，放入鍋中加水滾煮，加入蝦仁、燕麥仁拌煮，加入太白粉水勾芡。

5. 將蛋黃液緩緩倒入湯中，轉大火，加入菠菜渣拌煮，煮滾關火加入蔥花、鹽及少許香油即可。

> **營養師 tips ☞**
>
> ◇ **蝦仁**：排毒期間可不放，蛋白質另外補充，30 公克蝦仁的蛋白質含量約有 7 公克。
>
> ◇ **菠菜**：排毒期間第 7、8 兩天可換成地瓜葉或青江菜、油菜、小松菜。排毒期間不必打成泥，煮成蔬菜湯即可。
>
> ◇ **蛋**：排毒期間第 2 ～ 12 天可不放，另外補充蛋白質，1 個雞蛋的蛋白質含量約有 7 公克。
>
> ◇ **燕麥仁**：排毒期間第 3 ～ 10 天可以用小米或藜麥取代。

菠菜排毒密碼

菠菜有豐富葉綠素及纖維，維護細胞基因不受損害，並促進腸道蠕動。
菠菜含大量 β- 胡蘿蔔素可增強免疫細胞，且為葉酸含量最高的蔬菜。

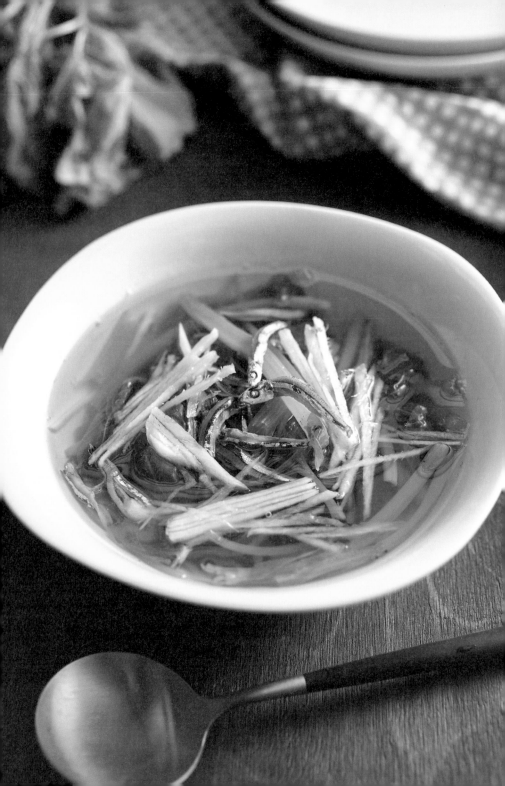

㉔
莧菜小魚湯

材料

丁香魚	50 公克
蓮藕粉	1 大匙
橄欖油	10cc
莧菜	100 公克
薑	1 小塊
鹽	適量

做法

1. 薑切成絲；丁香魚泡水；蓮藕粉加少許水調勻備用。
2. 熱鍋加油，爆香薑絲，加入莧菜、丁香魚，加些許水煨煮。
3. 加鹽調味，用蓮藕粉水勾芡即完成。

營養師 tips ☞

◇ **丁香魚**：排毒期間可不放，蛋白質另外補充，50 公克丁香魚的蛋白質含量約有 14 公克。

莧菜排毒密碼

莧菜的鐵質含量高有助於造血，亦富含葉綠素、鈣質、胡蘿蔔素、維生素 B 群和維生素 C。紅莧菜還含有甜菜紅素具抗氧化之效。

藍色

料理

對應部位：喉嚨、耳、鼻、口、脖子、肩膀、手。

對應情緒：無法表達、溝通不良、拖延、自欺欺人、亂說話、打斷別人、自以為是、別人意見聽不進去。

藍　色　排　毒　密　碼

藍色排毒營養素

常見藍色食物營養素有藻藍素與蝦青素。

藻藍素
是藻類中特有的植物色素，可減緩膽固醇吸收、中和自由基、避免脂質過氧化、抗發炎的功效。食物來源有藍藻、紅藻、隱藻。

蝦青素
又稱蝦紅素，是屬於一種天然類胡蘿蔔素，外觀呈現青色，煮熟會呈現鮮紅色，廣泛存在於海鮮中，例如：蝦、蟹、鮭魚等，或是微藻類中，其中以紅藻的含量最多。蝦青素的抗氧化力比維生素 C、花青素、兒茶素都來得高，有助於恢復視力、消除眼睛疲勞、增加皮膚彈性、降血脂功效。

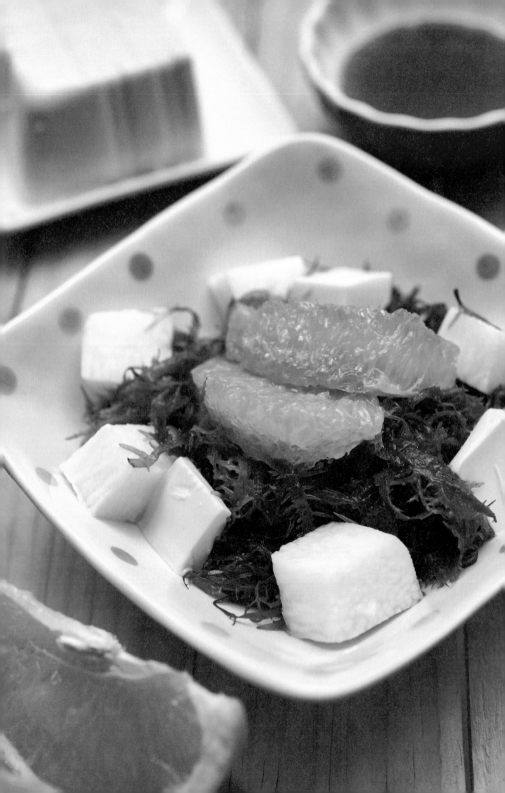

㉕ 柚香紅藻沙拉

❧ 材料

紅藻嫩芽（乾）⋯⋯⋯2 公克
葡萄柚⋯⋯⋯⋯⋯ 2 ～ 3 瓣
嫩豆腐⋯⋯⋯⋯⋯⋯⋯1 盒
山藥⋯⋯⋯⋯⋯⋯ 100 公克
柚香和風醬⋯⋯⋯⋯⋯適量

❧ 做法

1. 葡萄柚去皮，取出果肉備用。

2. 紅藻嫩芽用水泡開，瀝乾備用。

3. 豆腐切小塊；山藥去皮切小塊，放在紅藻嫩芽上，再加上葡萄柚果肉，最後淋上柚香和風醬即可。

營養師 tips ☞

◇ **葡萄柚**：排毒期間第 7、8 兩天可換成蓮霧、梨子、火龍果。

◇ **嫩豆腐**：排毒期間第 5 ～ 9 天可不放，蛋白質另外補充，嫩豆腐 1 盒含 14 公克蛋白質。

◇ **柚香和風醬**：排毒期間第 7、8 兩天可用橄欖油、亞麻仁油或紫蘇籽油加鹽與黑胡椒或其他香料調味。

紅藻排毒密碼

紅藻的蝦青素含量豐富，除了可以幫助身體抗氧化之外，還可以輔助葉黃素保護眼睛黃斑部，避免藍光傷害，同時能增進眼睛對焦的調節能力、保護視神經等作用。

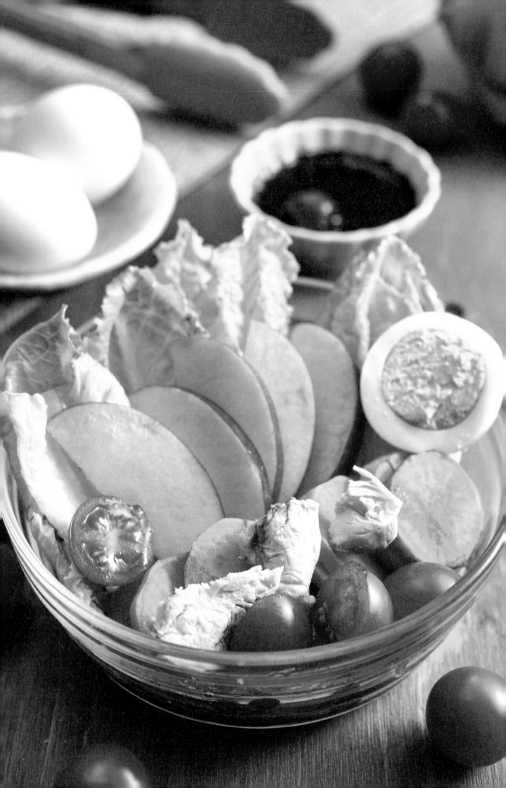

藍藻沙拉

＼ 材料

蘿美生菜	100 公克	蘋果	50 公克
藍藻粉	1 小匙	地瓜	90 公克
紫蘇梅	2 顆	蛋	1 顆
紫蘇梅汁	15cc	蒜頭	1 顆
橄欖油	10cc	黑胡椒	適量
小番茄	60 公克	鹽	適量
雞胸肉	35 公克	醬油	適量

＼ 做法

1. 取紫蘇梅梅肉切碎，與紫蘇梅汁、藍藻粉、橄欖油、醬油混合均勻，沙拉醬汁完成備用。

2. 蒜頭拍碎，加入雞胸肉中，再加上鹽、黑胡椒醃 30 分鐘，放入電鍋中蒸熟。

3. 蘋果、蘿美生菜、小番茄洗淨瀝乾，切小塊備用。

4. 地瓜、蛋放入電鍋蒸熟後，取出去殼、去皮切片。

5. 將所有材料放在盤中拌勻，淋上第一步驟的醬料即可。

營養師 tips ☞

◇ **雞胸肉**：排毒期間可不放，蛋白質另外補充，35 克雞肉的蛋白質含量約有 7 公克。

◇ **紫蘇梅**：排毒期間第 7、8 兩天可不放，改用薑泥調味。

◇ **紫蘇梅汁**：排毒期間第 7、8 兩天可不放，改用薑泥調味。

◇ **醬油**：排毒期間第 5 ～ 9 天可用鹽取代。

— **藍藻排毒密碼** —

藍藻含豐富藻藍素能抗氧化、清除自由基防止 DNA 受損，藻藍素能夠減少前列腺素 2（PGE2）生成，達到抗發炎的目標，降低肝臟細胞膜的脂質過氧化'，維持肝細胞的正常功能。

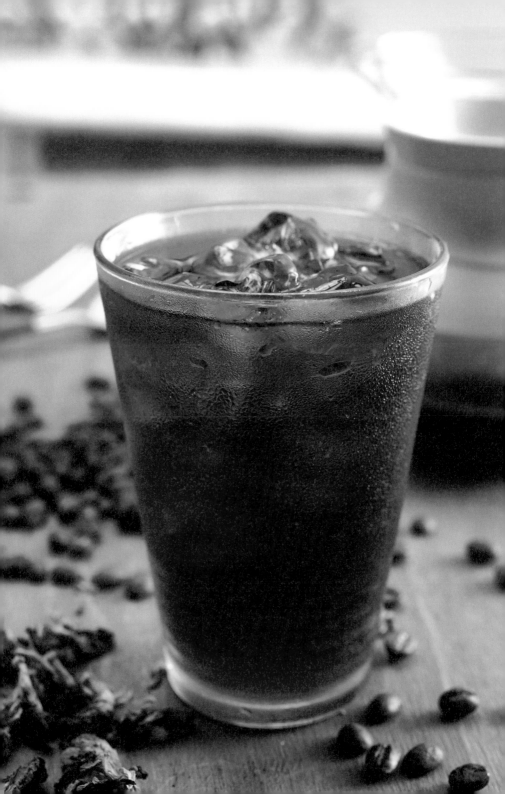

蝶豆花咖啡

❡ 材料

乾燥蝶豆花⋯⋯⋯⋯4 ～ 5 朵
黑咖啡⋯⋯⋯⋯⋯⋯150cc
檸檬汁⋯⋯⋯⋯⋯⋯適量
冰塊⋯⋯⋯⋯⋯⋯⋯適量
蜂蜜⋯⋯⋯⋯⋯⋯⋯適量

❡ 做法

1. 將蝶豆花放入 100cc 溫水中（60℃以下）泡成蝶豆花茶，放涼備用。

2. 把咖啡放入透明玻璃杯中，加入冰塊，加入檸檬汁，再將蝶豆花茶緩緩倒入即可。

3. 依個人喜好可加蜂蜜調味。

營養師 tips ☞

◇ **黑咖啡**：排毒期間可不放，直接做成蝶豆花茶。

◇ **檸檬汁**：排毒期間第 7、8 兩天可不放或改成其蘋果、香蕉、火龍果的果泥。

◇ **蜂蜜**：排毒期間可不放，或改放椰糖或楓糖。

— **蝶豆花排毒密碼** —

蝶豆花富含花青素，具有抗氧化、抗發炎作用，也含有維生素 A、C、E、類黃酮能維護視力，提高免疫力，促進血液循環。具有通經作用，月經期間與孕婦應避免食用。

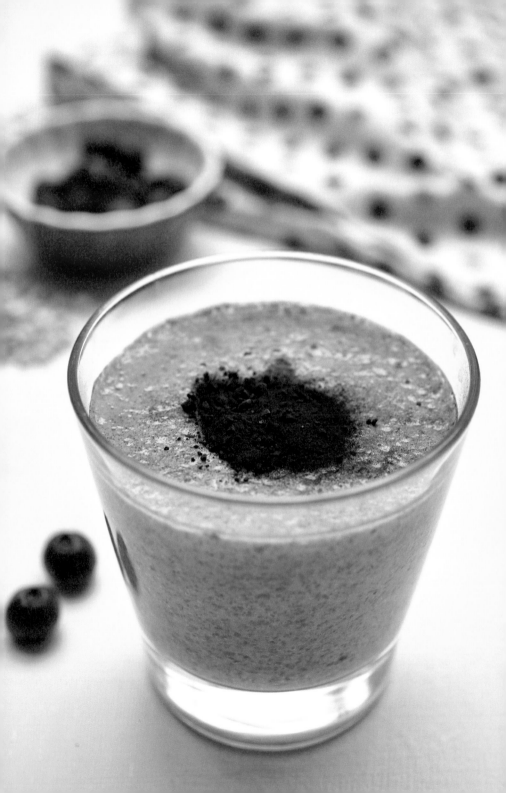

綠藻果昔

＼ 材料

綠藻粉⋯⋯⋯⋯⋯⋯1 小匙
綜合莓果⋯⋯⋯⋯⋯ 100 公克
蛋白粉⋯⋯⋯⋯⋯⋯25 公克
薏仁⋯⋯⋯⋯⋯⋯⋯40 公克
冷開水⋯⋯⋯⋯⋯⋯400cc

＼ 做法

1. 薏仁洗淨，加 2 倍水，放入電鍋中蒸熟。

2. 將綜合莓果、蛋白粉、熟薏仁及冷開水放入果汁機中打成果昔。

3. 撒上綠藻粉，喝的時候拌勻即可。

營養師 tips ☞

◇ **綜合莓果**：排毒期間第 7、8 天可以用蘋果或葡萄取代。

◇ **薏仁**：排毒期間第 3 ～ 10 天可以用煮熟的地瓜、山藥、小米或藜麥取代。

── 綠藻排毒密碼 ──

綠藻中所含的葉綠素則是一般植物的 4.2 倍，可以協助紅血球的生成，也含綠藻促進成長因子可以促進新陳代謝。礦物質含量豐富，有硒、鋅、錳、鈷、銅、鉻等微量元素，也是 ω-3 脂肪酸次亞麻油酸良好來源。

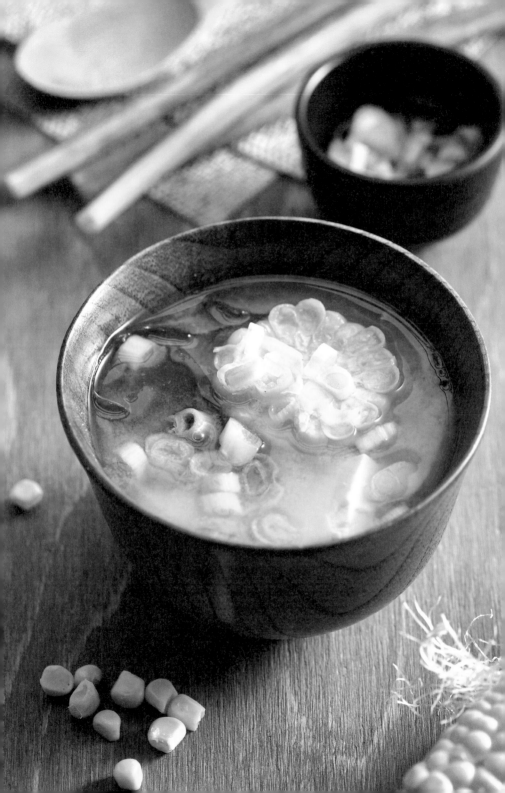

海帶芽味噌湯

＼ 材料

嫩豆腐⋯⋯⋯⋯⋯⋯⋯1 盒
乾海帶芽⋯⋯⋯⋯⋯⋯1 小把
味噌⋯⋯⋯⋯⋯⋯⋯ 1 ～ 2 大匙
蔥花⋯⋯⋯⋯⋯⋯⋯⋯少許
玉米⋯⋯⋯⋯⋯⋯⋯⋯1 根

＼ 做法

1. 乾海帶芽放入水中泡開瀝乾，豆腐切成小方塊，玉米切段備用。
2. 鍋中放入適量水，再放入玉米煮滾，轉小火，放入味噌攪拌溶解。
3. 放入海帶芽、豆腐再次煮滾，起鍋前加入蔥花攪拌均勻即可。

營養師 tips ☞

◇ **嫩豆腐**：排毒期間第 5 ～ 9 天可不放，蛋白質另外補充，嫩豆腐 1 盒含 14 公克蛋白質。

◇ **玉米**：排毒期間第 3 ～ 12 天可改成地瓜、豆薯、山藥。

— *海帶芽排毒密碼* —

海帶芽又叫做裙帶菜，含有豐富的多醣類與海藻酸、馬尾藻糖，可增加免疫力，提升對抗癌細胞的力量。

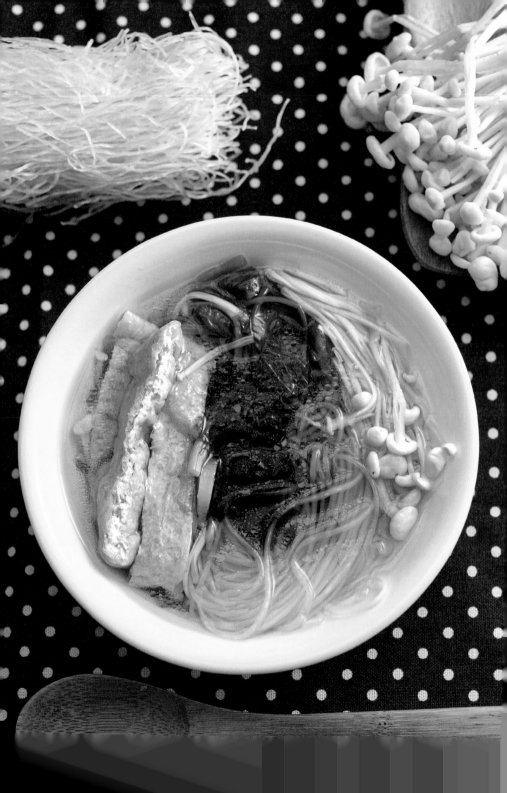

紅毛苔豆皮湯

材料

莧菜 ⋯⋯⋯⋯⋯50 公克	冬粉 ⋯⋯⋯⋯⋯1 把
金針菇 ⋯⋯⋯⋯50 公克	香油 ⋯⋯⋯⋯⋯適量
紅毛苔 ⋯⋯⋯1 ～ 2 大匙	鹽 ⋯⋯⋯⋯⋯⋯適量
豆皮 ⋯⋯⋯⋯⋯65 公克	
薑片 ⋯⋯⋯⋯1 ～ 2 片	

做法

1. 莧菜、金針菇洗淨切小段，豆皮洗淨切成條狀。

2. 冬粉泡軟備用。

3. 將豆皮、金針菇、薑片放入鍋中，加水蓋過食材，煮滾後再放入莧菜、冬粉。

4. 再煮滾後加入紅毛苔，用香油、鹽調味即可。

營養師 tips ☞

◇ **豆皮**：排毒期間第 5 ～ 9 天可不放，蛋白質另外補充，豆皮 65 公克約含 14 公克蛋白質。

◇ **冬粉**：排毒期間第 3 ～ 12 天可以用煮熟的地瓜、山藥、小米或藜麥取代。

— 紅毛苔排毒密碼 —

紅毛苔屬於紅藻的一種，含有大量 ω-3 脂肪酸 EPA（二十碳五烯酸），有補血降壓，預防心血管疾病功效。

靛／紫色

料　　理

靛色

對應部位：眼睛、眉心。

對應情緒：無法記住或吸收新知、記憶力差、多夢、胡思亂想、幻聽、幻覺。

紫色

對應部位：頭部、神經系統。

對應情緒：憂鬱、疏離、害怕死亡、失去生活目標、失去正向力量、缺乏靈性、魂不守舍、恍神、莫名優越感。

紫 色 排 毒 密 碼

紫色排毒營養素

常見紫色食物營養素有花青素、綠原酸、白藜蘆醇等等。

花青素　其實從紅色到紫色的食物中都可以發現花青素的存在，因為花青素會隨著食物中的酸鹼值不同而呈現不同的顏色。酸性環境中會呈現紫色、中性環境中會呈現藍色，鹼性環境中則會變成紅色。花青素的抗自由基氧化能力是維生素 E 的 50 倍、維生素 C 的 20 倍，可保護動脈與靜脈的細胞避免被自由基破壞，強化微細血管、增強膠質、幫助強化腎小球內較為脆弱的微細血管。食物來源有葡萄、紫甘藍、櫻桃、紅莓、草莓、桑葚、山楂、紫米。

綠原酸　是多酚類之一，有很好的抗氧化能力，能減少細胞受到自由基的破壞與傷害，抑制 α 葡萄糖苷酶和葡萄糖 -6- 磷酸酶，可以延緩腸道葡萄糖的吸收幫忙控制血糖。也可抑制脂肪的吸收，間接促進脂肪組織中三酸甘油脂的分解。食物來源有咖啡、藍莓、西洋梨、番茄、茄子、牛蒡等。

白藜蘆醇　是一種多酚類化合物，能讓血管擴張，減低凝血細胞血小板的活躍程度，能消腫、消炎，降低低密度膽固醇，預防動脈硬化，延緩老化。食物來源：葡萄、桑椹、花生皮。

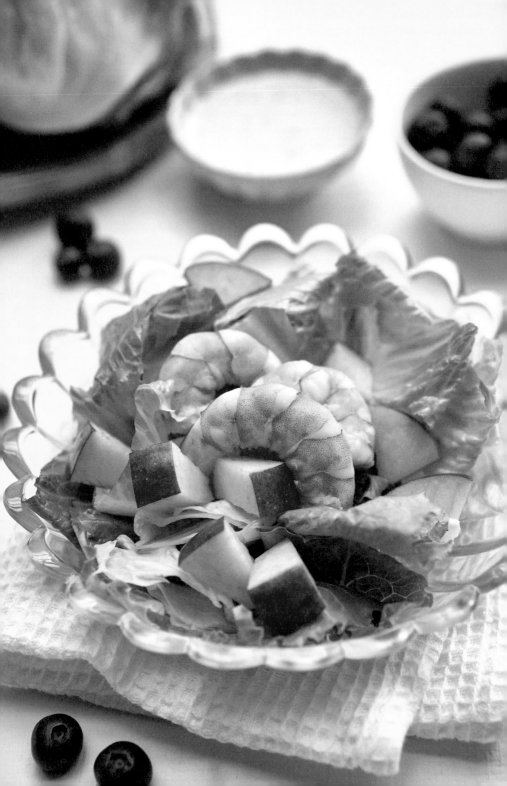

藍莓優格沙拉

❧ 材料

無糖優格·············· 200 公克
藍莓·················· 100 公克
蘋果·················· 100 公克
蝦仁··················· 70 公克
羅美心················ 200 公克

❧ 做法

1. 將藍莓與優格放入調理機中打成醬，備用。

2. 將羅美心洗淨，泡冰水後，切小段，鋪在盤底。

3. 蝦仁燙熟後，泡冰水，瀝乾放在生菜上。

4. 放入削好切丁的蘋果，淋上藍莓優格即可。

營養師 tips ☞

◇ **無糖優格**：排毒期間第 2 ～ 12 天可以用等量蛋白粉泡水取代，200cc 優格的蛋白質含量約有 8 公克，另外可加少量橄欖油或椰子油調整口感。

◇ **蝦仁**：排毒期間可不放，蛋白質另外補充，70 公克蝦仁的蛋白質含量約有 14 公克。

┌─ **藍莓排毒密碼** ─────────────────
含豐富的花青素、綠原酸、葉黃素、類黃酮及其他多酚類化合物，可中和體內自由基。花青素還可幫助眼睛視紫質還原，恢復視力。
└──────────────────────────────

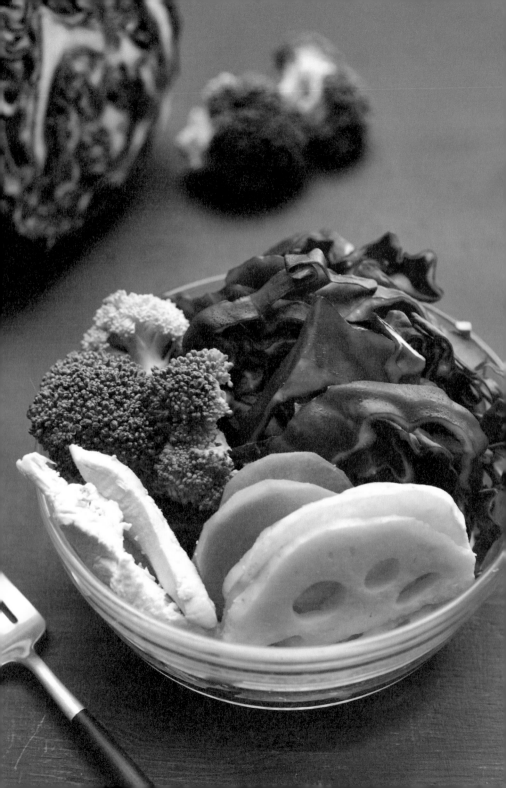

紫高麗沙拉

▌材料

紫高麗⋯⋯⋯⋯⋯100 公克　　薑絲⋯⋯⋯⋯⋯⋯適量

梅子醋⋯⋯⋯⋯⋯50cc　　　橄欖油⋯⋯⋯⋯⋯10cc

胡蘿蔔⋯⋯⋯⋯⋯50 公克　　鹽⋯⋯⋯⋯⋯⋯⋯適量

蓮藕⋯⋯⋯⋯⋯⋯100 公克

雞胸肉（切成條狀）⋯70 公克

▌做法

1. 紫高麗菜洗淨切絲，胡蘿蔔、蓮藕洗淨去皮切片，淋上梅子醋拌勻，放進冰箱，靜置 2 小時。

2. 橄欖油倒入鍋中燒熱，放入薑絲爆香，加入雞胸肉煎熟，加鹽調味，備用。

3. 把用醋泡好的材料放入盤中，連同橄欖油與雞胸肉再加入，最後吃的時候拌勻即可。

營養師 tips ☞

◇ **梅子醋**：排毒期間第 7、8 兩天醋可不放，泡醋步驟省略。

◇ **雞胸肉**：排毒期間可不放，蛋白質另外補充，70 公克雞胸肉的蛋白質含量約有 14 公克。

紫高麗排毒密碼

富含花青素、蘿蔔硫素、吲哚。蘿蔔硫素可幫助肝臟解毒，吲哚可協助肝臟代謝荷爾蒙，預防婦科腫瘤，花青素有強力抗氧化力。

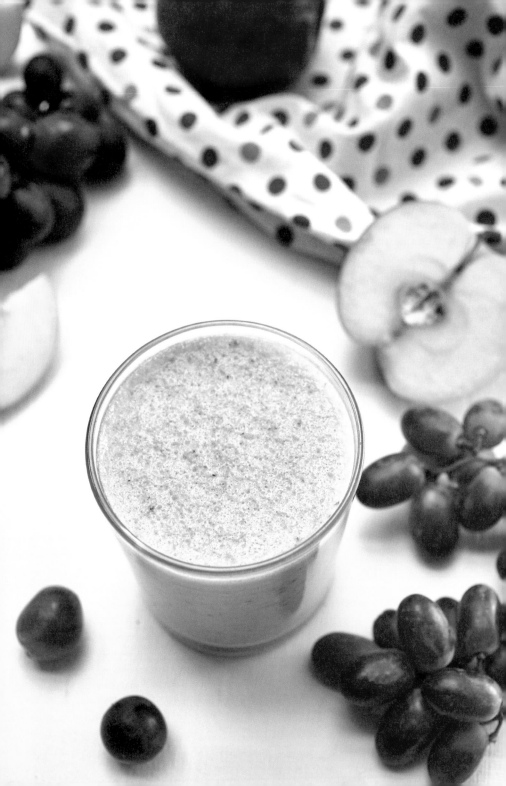

㉝
葡萄蘋果果昔

⬗ 材料

葡萄⋯⋯⋯⋯⋯⋯90 公克
蘋果⋯⋯⋯⋯⋯⋯ 100 公克
無糖優酪乳⋯⋯⋯⋯200cc
萵苣⋯⋯⋯⋯⋯⋯ 100 公克
大麥仁⋯⋯⋯⋯⋯40 公克

⬗ 做法

1. 大麥仁洗淨，加水蓋過食材，放入電鍋中蒸熟。
2. 葡萄洗淨、蘋果、萵苣洗淨切小塊備用。
3. 將葡萄、蘋果、萵苣、無糖優酪乳放入果汁機中，打成果昔。
4. 最後放入蒸好放涼的大麥仁即可。

營養師 tips ☞

◇ **無糖優酪乳**：排毒期間第 2 ～ 12 天可以用等量蛋白粉泡水取代，200cc 無糖
優酪乳的蛋白質含量約有 8 公克。
◇ **大麥仁**：排毒期間第 3 ～ 10 天可以用小米或藜麥取代。

葡萄排毒密碼

含有多酚可中和自由基使細胞不致癌化，其中還有兒茶素、花青素
可降低癌症死亡率。

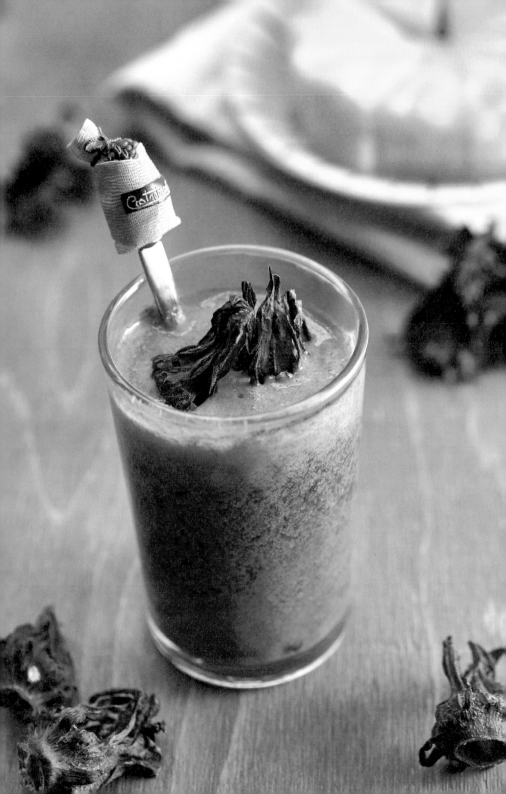

34

洛神鳳梨果昔

＼ 材料

乾燥洛神花⋯⋯⋯⋯⋯⋯2 朵
蘋果⋯⋯⋯⋯⋯⋯⋯ 100 公克
鳳梨⋯⋯⋯⋯⋯⋯⋯ 100 公克
無糖優格⋯⋯⋯⋯⋯⋯200cc

＼ 做法

1. 乾燥洛神花洗淨，加入熱開水泡成洛神花茶放涼備用。

2. 蘋果、鳳梨去皮，切小丁。

3. 將蘋果、鳳梨放入果汁機，加入無糖優格、洛神花茶，打成果昔。

營養師 tips ☞

◇ **鳳梨**：排毒期間第 7、8 兩天可將鳳梨換成其他可食水果詳見第 60 頁。

◇ **無糖優格**：排毒期間第 2 ～ 12 天可以用等量蛋白粉泡水取代，200cc 優格的蛋白質含量約有 8 公克。

洛神花排毒密碼

含豐富的類黃酮、花青素、原兒茶酸、多酚類等成分，有降血脂、美白、護肝、抗腫瘤的功效。

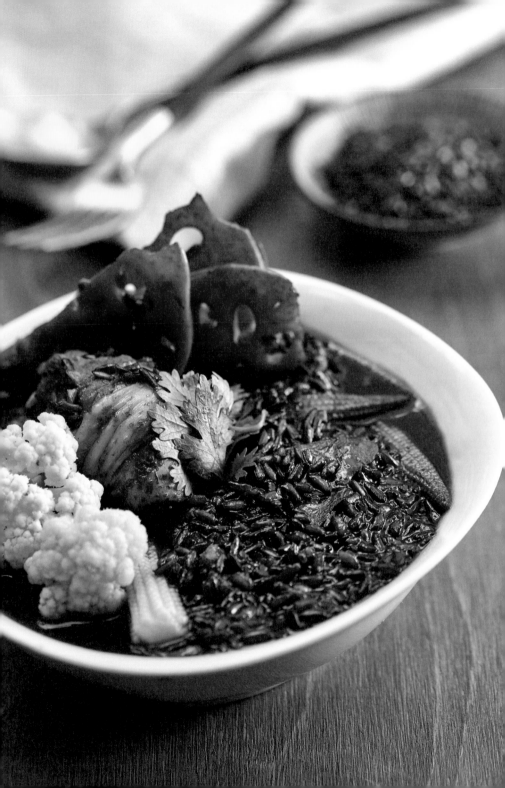

㉟
紫米蓮藕湯

❭ 材料

紫米	20 公克	白花椰	100 公克
蓮藕	100 公克	鹽	適量
雞腿肉（帶骨切塊）	100 公克	薑	2 ～ 4 片
玉米筍	100 公克		

❭ 做法

1. 所有材料洗淨、瀝乾，備用。
2. 蓮藕切片，玉米筍切小段，白花椰切小朵。
3. 將所有材料放入鍋中，加水蓋過食材，大火煮滾後改小火，煮至紫米膨脹爆開。
4. 加入適量鹽調味即可。

營養師 tips ☞

◇ **雞腿肉**：排毒期間可不放，蛋白質另外補充，100 克帶骨雞腿肉的蛋白質含量約有 21 公克。

─ 紫米排毒密碼 ─

外皮含有花青素、葉綠素、胡蘿蔔素、葉黃素，因此具有「滋陰補腎，健脾暖肝，明目活血的作用」功效（本草綱目紀載），除了有抗氧化作用，其中膳食纖維與鈣質含量也比一般白米高。

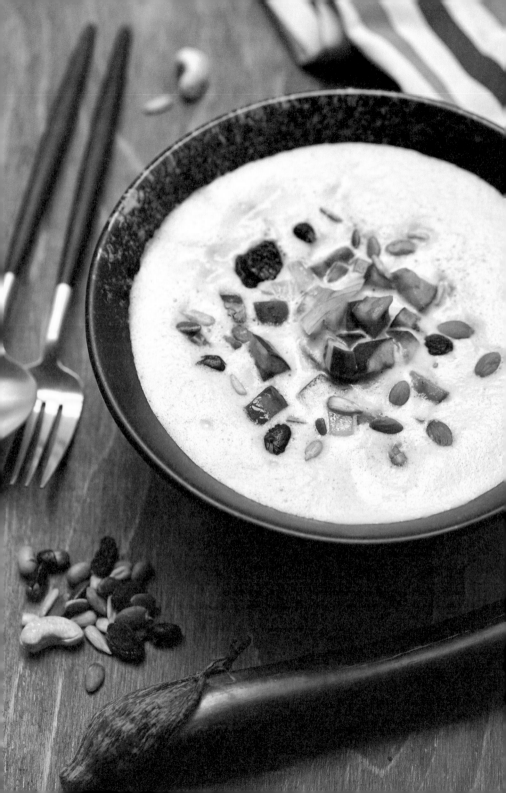

36

茄子湯

材料

茄子切丁	100 公克	綜合堅果	10 公克
洋蔥切丁	100 公克	山藥切丁	200 公克
蒜頭切丁	20 公克	黑胡椒	適量
牛奶	240cc	橄欖油	10cc
水	120cc	鹽	適量

做法

1. 油鍋中放橄欖油，放入洋蔥丁和蒜頭丁炒香。
2. 炒香後放入切丁的茄子稍微拌炒一下。
3. 加一點點水，將炒好的材料取出 1/5，剩下 4/5 與山藥丁和堅果用果汁機攪打成汁。
4. 把打好的湯汁放入鍋中加熱，煮滾後倒入一些牛奶和水依個人喜好調整濃湯的味道和稠度。
5. 放入之前炒好的茄子略煮並用黑胡椒和鹽調味即可。

營養師 tips ☞

◇ **茄子**：排毒期間第 7、8 兩天可將茄子換成紫高麗菜。

◇ **牛奶**：排毒期間第 2 ～ 12 天可以用等量蛋白粉泡水取代，240cc 牛奶的蛋白質含量有 8 公克。

◇ **綜合堅果**：排毒期間第 4 ～ 10 天可以用等量植物油取代，10 公克堅果的油脂含量約有 5 公克。

茄子排毒密碼

含有豐富花青素具強力的抗氧化力，亦含生物類黃酮可維持血管彈性，綠原酸延緩糖分吸收，幫助血糖穩定，龍葵鹼則可以抑制消化系統腫瘤生成。

巴哈花精療癒情緒對照表

花精名稱	失衡情緒	學習課題	正面訊息
紅色			
櫻桃李 **Cherry Plum**	容易被激怒,但害怕宣洩怒氣會失控,而過度壓抑情緒,變成長期處於緊繃狀態。	學會放下、臣服、相信宇宙大能,才能讓心靈穩定,有能量戰勝眼前挑戰。	整合身心帶來鼓舞的力量,去除心中巨大的緊張及恐懼。
鐵線蓮 **Clematis** (也用於平衡眉心輪)	不面對現實,對現實生活漫不經心、愛作白日夢、不願腳踏實地、缺乏行動力。	認識自己的潛能,穩定心智,將理想導入現實生活,展現自己的生命力。	腳踏實地、築夢踏實。
荊豆 **Gorse** (也用於平衡臍輪)	深層的沮喪,感到無助與絕望,生命能量停滯,對生活一切沒有期待,雖然仍願嘗試新事物,但是內心不存希望。	正視生命裡所感受到的黑暗,發展內在光明的強大能量,學會在光與暗的兩極之間取得生命的平衡。	整合生命中的光明面與黑暗面,讓人重新燃起希望願意改變。
松木 **Pine**	過度負責任,檢討自己,以致於過度自責有罪惡感,即使是別人犯錯也會認為是自己的錯,否定自己。	不對犯錯過度解讀,學習寬恕、接納自己,承認錯誤勇敢改過,不沉溺於自責。	接納欣賞自己,為自己生命負責,犯錯是讓人學會寬恕,是一種愛的付出。
甜栗 **Sweet Chestnut**	強烈的沮喪和苦惱,處於最負面和劇烈的痛苦。	透過強烈的痛苦,學習接受與信任宇宙能量對生命的安排,相信自己可以得到重生。	痛苦的黑夜漸露曙光,相信自己,靈性重生。

花精名稱	失衡情緒	學習課題	正面訊息
橙色			
酸蘋果 Crab Apple	過度潔癖、拒絕或憎惡不潔和淫邪、無法忍受瑕疵、對肉體與不完美感到羞恥，為雞毛蒜皮小事，感到焦慮不安。	適度接受不完美，正確判斷人、事、物的輕重緩急，不執著於清除細節的瑕疵。	擺脫身心厭惡的事務的困擾。
榆樹 Elm	過多的任務與責任感到喘不過氣，超越自己精力與體力的極限、對於難以承擔壓力感到驚慌。	冷靜看清問題，不過分要求完美與面面俱到。	放輕鬆才能專注問題的處理，讓自己重拾信心，完成任務。
溝酸漿 Mimulus	對已知的事物感到害怕，獨自默默承受恐懼。怕生、害羞，容易緊張或退卻，難融入他人。	勇敢面對，許多事一旦投入，害羞與恐懼便會消失，就像房間點燈後，不再黑暗嚇人。	讓內心自在並保持好奇及樂觀，融入群體中。
橡木 Oak	錯誤的責任感，堅持達成目標自我壓榨，對體力、腦力的極限感到生氣，對自己無情的要求和期望，影響生理的健康和內心的喜樂。	認清自己的限制，適度接受別人幫助，平衡自身對剛強與陰柔之間的看法，放鬆、休息、玩樂是讓身心健康所必須的。	屈服於體力、腦力的限制是具有正面意義的，以內心喜樂產生動力完成任務。
岩水 Rock Water （也用於平衡喉輪）	太嚴肅，以嚴苛的教條約束自己，如同清教徒，過份自律，缺乏彈性變通。	生命如同流水一樣，時而碰撞有水花、有彈跳，才能發揮生命活力。	放下訓戒，輕鬆自在隨著大自然的律動生活，保持靈活彈性。

花精名稱	失衡情緒	學習課題	正面訊息
馬鞭草 Vervain （也用於平衡喉輪）	過度熱情、熱心，強迫他人接受自己理念，使得自己緊張疲累，造成關係緊張。	了解生命有不同面向，不必過分執著某一種理念，量力而為，自然散發生命的光彩，就能感召志同道合的人。	接受自己與他人有所不同，人生中可以溫和且安穩，不需要過度緊張。
野玫瑰 Wild Rose （也用於平衡眉心輪）	宿命論者，屈服於慣性，沒有動力與活力改變，放棄希望，拖延病症，冷漠。	生命是一種寶貴而神聖的機會，應珍惜與把握。活在當下，感受周遭有情世界。	希望與喜悅，恢復生命力與對有形世界的連結，讓人對塵世生命感興趣。
黃色			
白楊樹 Aspen	感應力太敏銳，對未知或自己的臆測、想像感到恐懼，模糊的恐懼，無法具體描述的恐懼，煩躁不安，容易作惡夢。	認清自己的恐懼，了解敏感的感應力是自己的特質，對自己有信心，發揮自己靈性力量。	發展靈性內在力量，堅強克服所有的恐懼與困境。
鵝耳櫪 Hornbeam	一成不變讓心理倦怠大過於身體倦怠，平常例行小事也覺得負擔沉重，對單調的狀態感到厭倦，想拖延、偷懶。	找到自己喜歡的方式，將它變成改變自己的驅動力，換個心態，恢復活力。	找回熱忱，生命充滿生趣和活力。
鳳仙花 Impatiens （也用於平衡頂輪）	焦急、不耐煩、容易惱怒、緊繃、情緒容易擦槍走火。	調節自我內在過度旺盛的能量，靜下心來活在當下，充分投入生命，體驗生命的絢爛火焰與平靜的花開花落。	緩和平靜的內在，體會生命是由每個當下堆疊而成，品嚐纖細的美麗。

花精名稱	失衡情緒	學習課題	正面訊息
落葉松 **Larch** （也用在平衡喉輪）	自我懷疑、低自尊、自我審查，沒有自信，未戰先輸的心態以至於無法好好表現，對別人的批評很敏感或以為別人在嚴格批評自己。	勇敢投入、嚐試或冒險，不審查自己，創造自己的表達能力。	重拾信心，自我超越而不自限。
硬花草 **Scleranthus**	猶豫不決、優柔寡斷、困惑，在兩種選擇之間搖擺不定。	聽從內心深處的聲音，建立自己內在平衡。	與內心連結，聽從自己內心指引，學習選擇來參與生命的歷練。
伯利恆之星 **Star of Bethlehem**	過去或現在受到驚嚇、創傷、聽到令人震驚悲傷的消息像是親人過世或發生事故，能量凍結麻木。	冷靜、撫慰創傷，讓內心真正的平靜，面對往事不再傷痛。	愛與聖潔的頻率，撫慰受傷的靈性。
綠色			
矢車菊 **Centaury**	卑恭屈膝，諂媚討好，難以拒絕別人，怕傷害別人，過於熱心助人，忽略自己的需求。	學會愛自己才懂得愛別人，分清楚人我之間的界限，有堅強的內在自我才有能力付出和服務他人。	強化自身的能量，平衡的愛自己與愛別人。
菊苣 **Chicory** （也用於平衡喉輪）	以愛為名過度介入他人事務，強烈渴望愛，佔有欲強。	真正的愛是為所愛的人著想，而不是為滿足自己被愛的感覺，不以愛為手段，以達到自己的目的。	打開胸懷，讓愛無拘束。

花精名稱	失衡情緒	學習課題	正面訊息
石楠 Heather （也用於平衡頂輪）	內心空虛，有極端痛苦的孤獨感，渴望得到關愛，以自我為中心的模式喋喋不休。	適當的表達才能達到有效的溝通，靜下來並不會造成孤獨，反而能看到自身以外的人、事、物的美好。	自在愉快的獨處，看到自己內在的深度，克服孤單恐懼。
冬青 Holly	因內在不安穩、孤立而出現漠然、失去感受力，導致有對抗反擊的態度，容易憤怒、羨慕、忌妒、憤恨不平。不相信他人對自己付出的感情，感覺不到自己被愛或擔心愛不在。	學習愛人與被愛，接納、原諒自己與對方，學習合群才能消除因孤獨而導致的憤怒、忌妒、恨。	打開心扉，讓愛流通，自在感受世界萬物的愛與無私的愛。
岩玫瑰 Rock Rose	深刻的畏懼、恐怖、焦慮，對死亡或毀滅感到害怕。	即使害怕，還是要奮鬥，克服自我的侷限。	陽光般的勇氣，是自我超越的力量。
紅栗 Red Chestnut	內心焦慮、恐懼害怕失去所愛。與親人過度連結，界線不明讓負面能量相互糾結。關注焦點放在他人身上而自我疏離，造成他人與自己的困擾。過度擔心親人，杞人憂天。	自我察覺，人我界線清楚各自獨立而適度關愛，相信宇宙大愛給予對方明亮的祝福。	宇宙大愛強而有力，使愛有效。

花精名稱	失衡情緒	學習課題	正面訊息
忍冬 Honeysuckle （也用於平衡眉心輪）	陷入回憶，留戀過去，對過去太執著，無法活在當下。因過分戀舊，阻礙向未來進取的機會。過去的傷痛讓人無法前進。	放下並非遺忘，學會順應生命河流向前走。	讓過去留在過去，活在當下，迎向未來。
藍色			
龍芽草 Agrimony （也用於平衡心輪）	急於逃避及否認情緒的痛，害怕別人洞察自己，習慣逃避偽裝，麻醉自己的感覺。	誠實面對自己與他人，勇敢面對自己的問題。	誠實的體認痛苦，並轉化為力量，內心有真實的平穩。
芥末 Mustard （也用來平衡眉心輪）	沒來由的憂鬱、沮喪、消沉，感覺來自於潛意識或下意識。	即使是在最困難的時刻，相信自己。	光亮照射進靈性的黑暗面，轉換成力量，使生命發光。
野燕麥 Wild Oat	太多選擇與可能性，無法確定要哪一個。有野心、有才能，卻沒有確定的方向。三分鐘熱度，對現狀不滿意。茫然，不知道自己人生方向。缺乏承諾或焦點。	為自己的決定負起責任，找到新目標為目標努力時，體會自己為什麼而活。	與自己深層靈性連結，回應自己真實的人生使命，找到賦予自我更高的目標和意義，並真誠的服務幫助他人。
楊柳 Willow	滿腹苦水，自憐自艾，怨天尤人，覺得自己是命運的犧牲者，易怒。	領悟人生真實面，不執著於負面的情緒，為自己的處境負責。	包容、有彈性、能忍讓，順應生命之河的流動。

花精名稱	失衡情緒	學習課題	正面訊息
靛／紫色			
山毛櫸 **Beech** （也用於平衡喉輪）	挑剔、完美主義，特別重視身分地位。因自卑心而對他人看法過分敏感。沒安全感而移情於苛責他人。	發展自身靈性的溫暖。用來自精神世界，無條件的愛及寬容接納他人。	宇宙對我寬容，我也會對別人寬容。
白花丹 **Cerato** （也用於平衡臍輪）	沒有安全感而不確定或自我懷疑，不相信自己的直覺，或過度依賴他人意見而容易被誤導，害怕資訊缺乏。	將自己原有的靈性力量轉化為主動的判斷，相信自己直覺。	信賴內在所知，發展與生俱來的靈性智慧，順從內心指引。
栗苞 **Chestnut Bud**	易重複犯相同的錯，無法從錯誤中學習，缺乏察覺能力，無法從自己或別人經驗學習避免錯誤。	打斷過度重複的、慣性的的行為模式。觀察生命每個面向，從經驗裡學習智慧與適切的教訓。	打破深層抗拒的因果循環模式，走向新的未來。
龍膽草 **Gentian** （也用於平衡臍輪）	放大挫折感而沮喪灰心，疑惑不定。悲觀主義，容易放棄。	困難與挫折是靈性成長茁壯必須的，改變內心的觀點，並看得更遠。理解正面思想，引導出正面能量，學會信任，堅持，不放棄。	有勇氣，內在堅毅，轉化疑惑，有信心面對、克服人生的考驗。
橄欖 **Olive**	工作過度、哀慟、感情受創、久病造成身心俱疲的狀態。長久掙扎後，澈底的無力感，能量耗盡。	聽從內在聲音，了解身心需求，適時休息。打開精神層次的力量，可更新並恢復原力。	通往靈性層次，與宇宙和諧共振。

花精名稱	失衡情緒	學習課題	正面訊息
葡萄藤 **Vine** （也用於平衡喉輪）	喜歡主導，自我意識強，缺乏彈性，以強力制人，獨裁，沒有商量餘地。	理解宇宙運作的慈愛與寬容，了解同伴相處的情誼，用啟發的方式來助人。	用支持、接納、慷慨當宇宙的牧者。
胡桃 **Walnut** （也用於平衡心輪）	對外在環境或他人的想法過度敏感，過分重視家庭與社會的禮教而放棄自己的創新能力。	去除舊有模式，突破、嘗試新的事物。適應新環境與人、事、物，不被過去經驗或教條阻礙。跳脫侷限。	受保護的堅定信念向外探索，蛻變與成長，往自己想要的人生目標前進，老幹新枝互相配合活出新生。
美洲赫頓草 **Water Violet**	高傲、冷漠，喜歡獨來獨往，只與自己喜歡的人來往，在人群中覺得格格不入，莫名的優越感。	每個人都是宇宙整體的一部分，應學習融入不抽離，放下身段，放開心胸與他人真誠互動。	助人是高尚的美德不是一種犧牲，內心的悲傷因為無私的愛轉化為喜樂。
白栗 **White Chestnut** （也用於平衡心輪）	內在焦慮、內心小劇場停不下來，害怕自己做不好，不斷反省檢討自己的所作所為，腦袋無用的思緒停不下來。	打破重複性思考，用心感受代替用腦思考，安住內心。	連結內在，帶來安穩。

![高寶書版集團 gobooks.com.tw]

HD 096

營養師特調！彩虹排毒飲食：36 道淨化食譜＋ 14 天排毒計畫＋ 7 彩情緒解析，輕鬆找回身心平衡（附巴哈花精療癒情緒對照表）

作　　者　黃苡菱

攝　　影　林永銘 24open photo studio

主　　編　吳珮旻

責任編輯　蕭季瑄

封面設計　林政嘉

內頁排版　趙小芳

企　　劃　鍾惠鈞

發 行 人　朱凱蕾

出　　版　英屬維京群島商高寶國際有限公司台灣分公司

　　　　　Global Group Holdings, Ltd.

地　　址　台北市內湖區洲子街 88 號 3 樓

網　　址　gobooks.com.tw

電　　話　（02）27992788

電　　郵　readers@gobooks.com.tw（讀者服務部）

　　　　　pr@gobooks.com.tw（公關諮詢部）

傳　　真　出版部（02）27990909　行銷部（02）27993088

郵政劃撥　19394552

戶　　名　英屬維京群島商高寶國際有限公司台灣分公司

發　　行　英屬維京群島商高寶國際有限公司台灣分公司

初版日期　2018 年 7 月

國家圖書館出版品預行編目（CIP）資料

營養師特調！彩虹排毒飲食：36 道淨化食譜＋ 14
天排毒計畫＋ 7 彩情緒解析，輕鬆找回身心平衡 /
黃苡菱著 . -- 初版 . -- 臺北市：高寶國際出版：
希代多媒體發行 , 2018. 07
　面；　公分 . --（HD 096）

ISBN 978-986-361-550-7（平裝）

1. 健康飲食　2. 營養

411.3　　　　　　　　　　　　　107008139

抽獎回函

全家人都適用的健康好幫手等你來拿！

只要填妥回函資料，並於截止期間內（以郵戳為憑）將本回函寄回：

114台北市內湖區洲子街88號3樓

【高寶書版《營養師特調彩虹排毒飲食》抽獎企劃部】

就有機會獲得由恆隆行提供的美國OSTER DualPro智慧**雙向全能調理機**，讓您在家也能輕鬆享受健康美味！

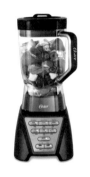

抽獎品項：
美國OSTER DualPro 智慧雙向全能調理機，共計抽出一名。
（建議售價：NT7,990元，鐵灰色）

商品說明：
◆ 美國獨家專利 - DD（Dual-Direction）智慧雙向刀流科技：
　6 片刀葉可正反向迴轉，使食材攪拌更均勻，口感更綿密。
◆ 3.5 吋加大刀頭：加大加寬的刀頭可使食材更輕易地被完整攪拌，
　達到恰到好處的一致性。
◆ 智慧程式設定：分為冰沙、碎丁、醬汁 3 種預設程式及高 / 中 / 低速 / 瞬轉設定，一鍵輕
　鬆完成。

活動截止日　2018年07月11日（以郵戳為憑）
抽獎日期　　2018年07月27日
得獎名單公佈　2018年08月10日
贈品寄送　　2018年08月24日（提供得獎申報資料後寄出）

活動注意事項：
1. 本活動資料僅用於抽獎使用，請務必以正楷填寫清楚，字跡潦草難以辨識或資料提供不
   完整者，將喪失抽獎資格。
2. 中獎者以電話通知，名單將公佈於高寶書版粉絲團（https://www.facebook.com/
   gobooks3/）。
3. 因運送考量，本活動贈品僅限寄送台灣本島，恕不寄送離島與海外地區。
4. 每筆回函限抽獎一次。
5. 依法機會中獎商品金額若超過1,000元需申報，得獎者須配合主辦單位提供個人申報資
   料，提供資料後方能寄出贈品，若不願提供將視同放棄此中獎資格。
6. 美國 OSTER DualPro 智慧雙向全能調理機商品相關問題請洽 Oster 客服。
7. 抽獎商品以實際商品為準。
8. 如聯繫未果或其他不可抗力之因素，主辦單位有變更或取消活動之權利。

感謝贊助： 恆隆行 Hengstyle　Oster

抽獎人資料

姓名：
電話：
地址：(含郵遞區號)
E-mail：

------------------------------ 本券影印無效 ------------------------------

FROM：

高寶書版《營養師特調彩虹排毒飲食》抽獎企劃部　收

TO：114　台北市內湖區洲子街88號3樓

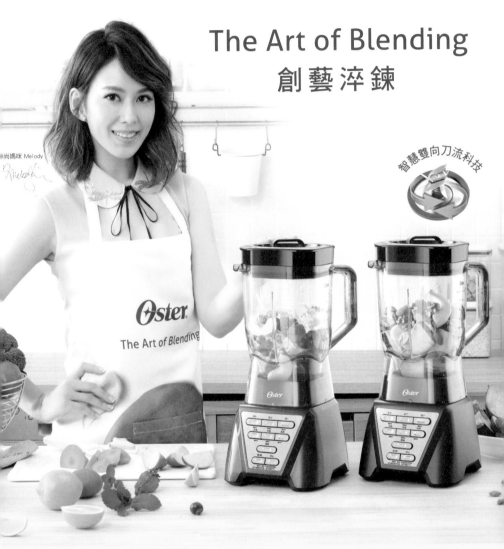

The Art of Blending
創藝淬鍊

Oster 智慧雙向全能調理機
美國果汁機領導品牌

時尚媽咪 Melody

智慧雙向刀流科技

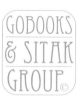